リハビリテーション・ポケットナビ

今日からなれる!
評価の達人

編著
玉木　彰　兵庫医科大学リハビリテーション学部理学療法学科
高橋仁美　福島県立医科大学保健科学部理学療法学科

中山書店

序文

　平成27年3月1日，第50回目の理学療法士・作業療法士の国家試験が実施されました．つまり，わが国に理学療法士・作業療法士が誕生して半世紀が経過したことになります．そして，この間に11万人以上の理学療法士，および6万人以上の作業療法士が誕生しており，今日の医療には欠かせないリハビリテーション専門職として，様々な医療現場で活躍しています．

　このように数多くのリハビリテーション専門職が世の中に輩出されている現在，量的にはある程度充足されつつあるものの，果たして質的には日進月歩の医療に十分に対応できているでしょうか．

　現在，リハビリテーションは超急性期といわれる救急・集中治療から在宅までと幅広い領域にかかわるようになり，それに伴って対象疾患も多種多様になっています．したがってこれらのニーズに対応するためには，患者の状態を評価によって的確に捉え，その結果に基づいた適切な治療を行っていくといった一連のプロセスを見直す必要があると思います．

　リハビリテーションは，評価に始まり評価に終わるといっても過言ではありません．すなわち評価を抜きにして治療プログラムの立案はできませんし，実施した治療の効果を判定するためには再評価が必要になります．このような背景から，今回，評価をテーマに，臨床に即した実践的で，かつこれまでにはなかった画期的な書籍を企画しました．

　本書『リハビリテーション・ポケットナビ　今日からなれる！評価の達人』は，単なるリハビリテーションにおける評価法をまとめた書籍ではありません．Hopとして基本となる知識，Stepとしてさらに理解を深める内容，そしてJumpとして実践的なスキルを身につける応用的内容と，段階的にレベルアップしている構成になっています．そしてこの中には，著者である玉木彰と高橋仁美がこれまでの長年にわたる臨床経験から得たものをベースに，こ

れから理学療法士・作業療法士などを目指す学生諸君や，まだ比較的臨床経験の浅い理学療法士・作業療法士たちに伝えたいメッセージをたくさん込めました．特に，「魂の一言！」には，我々が最も伝えたいことを率直な言葉で表現しています．

　ぜひ本書を参考にしていただき，臨床における患者の評価・治療に役立ててもらえれば幸いです．

　最後になりましたが，本書は企画から執筆までに長い時間をかけ，何度も議論しながら練り直し，ようやく刊行まで辿り着きました．これまで粘り強く編集に尽力いただいた中山書店編集部の木村純子氏に感謝の意を表します．

2015年3月

玉木　彰
高橋仁美

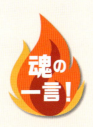

読者の諸君！ 君たちがこれから"評価"しようとするのは
どこにでも転がっている"もの"などではなく，
地球上で唯一無二の存在である"〇〇さん"だということを
まず肝に銘じよう．

しかし一方で，私たちセラピストは"その道のプロ"として，
客体である患者と，冷静に対峙することも求められている．

評価は治療方針の決定やその後の療養生活のあり方にも
大きな影響を与える．
それはスタートラインであり，ゴールの設定にもつながる，
とても重い作業だ．

だからこそ私たちは，評価というものに，
正面から向かい合っていかなければならない．
著者である玉木・高橋が，本書で諸君に何を伝えたいか．
それを「魂の一言！」としてまとめてみた．

本書のすべてはここにある．

達人による 魂の一言！

玉木 彰 編

- 🔥 患者を診たら，まず問題点の仮説を立てる！
  （1章 評価の意味を考える）

- 🔥 自分の仮説を証明する作業が評価である！
  （1章 評価の意味を考える）

- 🔥 評価は目的ではない，手段である．
  （1章 評価の意味を考える）

- 🔥 評価結果は必ず吟味する．そのうえで治療計画を立てる．
  （1章 評価の意味を考える）

- 🔥 部分だけでなく，全体を見ること！　患者の全体像を見ていなければ，正しい評価はできない！
  （3章6 感覚検査）

- 🔥 評価の前に患者の機能や状態を予測しておく．
  （3章6 感覚検査）

- 🔥 いつも同じ手法で評価していないか？重要なのは"その患者"に合った評価法を考え，選択することである．
  （3章7 反射検査）

- 🔥 検査はたくさん行えばよいというものではない！大切なのは検査結果をどう解釈し，治療に結びつけるかである．
  （3章7 反射検査）

- 🔥 患者は常に同じではない．変わっていることを前提に評価する．
  （3章8 筋緊張検査）

🔥 1つでも激辛だぞ！

🔥 リハの目標は患者のADLを向上させること！
機能的回復があってもADLが変わらなければ
意味がない. (3章9 ADL検査)

🔥 歩行において歩容の評価は大切だが,
患者にとって重要なのは歩行の実用性である！
(3章10 姿勢・動作・歩行の観察・分析)

高橋　仁美 編

🔥 評価用紙を埋めることを評価の目的にしては
いけない！ (2章 実践で役立つ医療面接＜問診＞の仕方)

🔥 問診とは一方的に質問することではない.
患者に話をしてもらうことである.
(2章 実践で役立つ医療面接＜問診＞の仕方)

🔥 問診時に"質問以外"から得られる情報は多く, かつ
重要である. (2章 実践で役立つ医療面接＜問診＞の仕方)

🔥 トップダウンの評価過程を経験してみよう！
(2章 実践で役立つ医療面接＜問診＞の仕方)

🔥 小手先のテクニックでは, 決して患者の信用は
得られない！ (2章 実践で役立つ医療面接＜問診＞の仕方)

🔥 傾聴・共感・受容は, 問題の把握からゴール設定
につながる. (2章 実践で役立つ医療面接＜問診＞の仕方)

🔥 患者の「物語」が聞けるセラピストになろう！
(2章 実践で役立つ医療面接＜問診＞の仕方)

🔥 リスクマネジメントとは, 起こりうるリスクを
あらかじめ想定し, その対策を検討しておくこと
である！ (3章1 バイタルサイン)

達人による 魂の一言！

達人による魂の一言！

🔥 患者の変化を見逃さない．私はよく「におい」を感じろと言っている！　　　(3章1 バイタルサイン)

🔥 数値だけから判断してはダメ！ その患者にとって問題か否かが重要．　　　(3章1 バイタルサイン)

🔥 1つの手法を過信しない．備えの武器(技術)を増やし，使いこなすセンスを身につけよう！
　　　(3章1 バイタルサイン)

🔥 評価の精度を高めるには，常に同一条件となる測定法の意識が重要！　　　(3章2 形態計測)

🔥 人間の眼による評価は思った以上に精度が高い．器械がなければ測定できないということはない！　　　(3章3 ROM-T)

🔥 仮説を立てたうえで評価する．トップダウンの評価過程を身につけよう！　　　(3章4 MMT)

🔥 評価法を組み合わせることで，より客観的な評価ができる！　　　(3章5 痛みの評価)

🔥1つでも激辛よ♡

CONTENTS

序文 ………………………………………………………………… ii
魂の一言！ ……………………………………………………………… v

1章　評価の意味を考える／玉木 彰
1. 問題点をみつけるために評価をする …………………………… 002
2. 評価が目的ではない．評価から得られたことを
   どう活かすかを考える ………………………………………… 003

2章　実践で役立つ医療面接(問診)の仕方／高橋仁美
1. 医療面接(問診)のポイント ……………………………………… 006
2. 「ボトムアップ」と「トップダウン」の2つの評価過程 …… 008
3. 医療面接(問診)における傾聴 ………………………………… 010

3章　リハビリテーションに活かす評価
1 バイタルサイン／高橋仁美 ……………………………… 014
　脈拍 ………………………………………………………………… 014
　血圧 ………………………………………………………………… 018
　呼吸 ………………………………………………………………… 022
　体温 ………………………………………………………………… 024

JUMP 実践で使えるスキルを身につけよう
1. バイタルチェック中に意識消失！？ …………………………… 026
2. 緊急時，脈はどこでとる？ ……………………………………… 028
3. ショックの見極め方 …………………………………………… 029
4. 血圧の左右差がある場合にどうするか？ ……………………… 030
5. 上肢での血圧測定を避けたほうがよい患者は？ …………… 030
6. 脈圧や平均血圧から読み取れること ………………………… 031
7. 聴診間隙にだまされない！ ……………………………………… 031
8. 会話の状態から呼吸数が推定できる ………………………… 033
9. 呼吸の評価は3点セットで ……………………………………… 034
10. 呼吸数は急変を予測する一番の指標 ………………………… 034
11. 高齢者の微熱を軽くみない ……………………………………… 035
12. 発熱時には体温以外のバイタルにも注意する ……………… 035

2 形態計測／高橋仁美 …… 036

- 身長 …… 036
- 体重 …… 038
- 体格指数 …… 039
- 皮脂厚 …… 040
- 四肢長 …… 042
- 断端長 …… 046
- 周径 …… 048
  - ①胸囲 …… 048
  - ②腹囲 …… 049
  - ③四肢周径 …… 050
  - ④断端周径 …… 054

JUMP 実践で使えるスキルを身につけよう

1. 立位で測定できない患者の身長をどう求めるか？ …… 056
2. 四肢切断者の実体重をどう求めるか？ …… 058
3. 寝たきりの患者の体重をどう求めるか？ …… 059
4. 高齢者のBMIをどう捉えるか？ …… 059
5. 皮脂厚を正確に測定するためのポイント …… 060
6. 四肢長を正確に測定するためのポイント …… 061
7. 周径データの応用例：胸郭拡張差の測定 …… 065
8. 腹囲とBMIの関連 …… 065
9. 四肢周径の測定で精度を高めるポイント …… 066
10. 断端周径の測定とコンプレッション値 …… 067

3 関節可動域測定(ROM-T)／高橋仁美 …… 068

JUMP 実践で使えるスキルを身につけよう

1. 間違いやすい「回内」と「回外」 …… 078
2. 肩関節屈曲の測定時の注意 …… 080
3. 測定の前にスクリーニングを行う …… 081
4. 膝関節の屈曲を目測してみよう …… 082
5. 肘関節の屈曲も目測してみよう …… 083
6. 肩関節の可動域制限：肢位による内外旋の制限因子 …… 084
7. 可動域改善のためのアプローチ①：結髪・結帯動作 …… 086
8. 可動域改善のためのアプローチ②：肘関節の例 …… 087
9. 下腿三頭筋の短縮の評価 …… 088

- ⑩ ハムストリングスの短縮の評価 ……………………… 089
- ⑪ 大腿四頭筋の短縮の評価(Ely test) ………………… 090
- ⑫ 腸腰筋の短縮の評価(Thomas test) ………………… 090
- ⑬ 動作観察による関節可動域評価 ……………………… 091
- ⑭ 距離法による関節可動域の評価 ……………………… 092
- ⑮ 代償運動が生じたときの「固定」の注意点 …………… 093
- ⑯ 筋緊張による影響を緩和させる ……………………… 093

4 徒手筋力検査(MMT)／高橋仁美 ……………………… 094

JUMP 実践で使えるスキルを身につけよう

- ① 測定前にまず,筋力を"予測"する ……………………… 106
- ② 拮抗筋の状態を確認する ……………………………… 107
- ③ テスト部位を急激に圧迫してはいけない …………… 108
- ④ 抵抗のかけ方のポイント ……………………………… 109
- ⑤ 術後患者への抵抗のかけ方 …………………………… 110
- ⑥ 最大筋力の評価法 ……………………………………… 111
- ⑦ 測定の精度を上げるための工夫 ……………………… 112
- ⑧ 筋力のおおよその見立て方 …………………………… 113
- ⑨ 代償運動がみられた場合にどうするか? …………… 114
- ⑩ 対応の難しい患者の場合 ……………………………… 115
- ⑪ 検査の実施が困難な患者の場合 ……………………… 115

5 痛みの評価／高橋仁美 …………………………………… 116

- 痛みの分類 ……………………………………………… 116
- 痛みの強度 ……………………………………………… 118
- 痛みの性質 ……………………………………………… 120
- 痛みの局在性 …………………………………………… 122
- 疼痛閾値 ………………………………………………… 123
- 痛みによる行動変容 …………………………………… 124
- 痛みの心理的要因 ……………………………………… 126
- 痛みのQOL評価 ………………………………………… 129
- 問診 ……………………………………………………… 130
- 視診(観察) ……………………………………………… 131
- 運動検査 ………………………………………………… 132
- 触診 ……………………………………………………… 134

JUMP 実践で使えるスキルを身につけよう

1. いくつかの方法を組み合わせて評価する ・・・・・・・・・ 138
2. どの時点からが「慢性痛」か？ ・・・・・・・・・・・・・・・・・・ 139
3. 痛みを客観的に表示する ・・・・・・・・・・・・・・・・・・・・・・ 139
4. 痛みの包括的評価 ・・・・・・・・・・・・・・・・・・・・・・・・・・・・ 140
5. 覚えておきたい「痛み」に関する表現 ・・・・・・・・・・・・ 142
6. 「痛みの原因」と「痛みそのもの」を分けて評価する ・・・ 143
7. 認知機能が低下した患者に使用可能な尺度 ・・・・・・・・ 143
8. 痛みを訴えられない患者の評価 ・・・・・・・・・・・・・・・・ 144
9. 痛みの評価で今後求められること ・・・・・・・・・・・・・・ 144

6 感覚検査／玉木 彰 ・・・・・・・・・・・・・・・・・・・・・・・・ 146

触覚＜表在感覚＞ ・・・・・・・・・・・・・・・・・・・・・・・・・・・・・・ 147
痛覚＜表在感覚＞ ・・・・・・・・・・・・・・・・・・・・・・・・・・・・・・ 148
温度覚＜表在感覚＞ ・・・・・・・・・・・・・・・・・・・・・・・・・・・・ 149
運動覚＜深部感覚＞ ・・・・・・・・・・・・・・・・・・・・・・・・・・・・ 150
位置覚＜深部感覚＞ ・・・・・・・・・・・・・・・・・・・・・・・・・・・・ 151
振動覚＜深部感覚＞ ・・・・・・・・・・・・・・・・・・・・・・・・・・・・ 152
立体感覚＜複合感覚＞ ・・・・・・・・・・・・・・・・・・・・・・・・・・ 152
2点識別覚＜複合感覚＞ ・・・・・・・・・・・・・・・・・・・・・・・・ 153
皮膚書字覚＜複合感覚＞ ・・・・・・・・・・・・・・・・・・・・・・・・ 153
痛み・しびれ＜異常感覚＞ ・・・・・・・・・・・・・・・・・・・・・・ 154
めまい＜異常感覚＞ ・・・・・・・・・・・・・・・・・・・・・・・・・・・・ 154

JUMP 実践で使えるスキルを身につけよう

1. 感覚は「感情」や「環境」にも影響される ・・・・・・・・・・ 156
2. 脳卒中患者の痛みとしびれ ・・・・・・・・・・・・・・・・・・・・ 157
3. 人工関節置換術後患者の感覚障害に注意する ・・・・・ 157
4. 脊髄損傷患者に対する感覚検査 ・・・・・・・・・・・・・・・・ 158
5. 深部感覚とバランス機能 ・・・・・・・・・・・・・・・・・・・・・・ 159

7 反射検査／玉木 彰 …… 160
深部(腱)反射 …… 161
表在反射 …… 164
病的反射 …… 166
クローヌス(間代) …… 168

JUMP 実践で使えるスキルを身につけよう
1. 反射を利用した治療法 …… 170
2. 反射の減弱・消失時には反射増強法を実施する …… 171
3. バビンスキー反射の変法 …… 172
4. ホフマン反射とトレムナー反射の違い …… 173

8 筋緊張検査／玉木 彰 …… 174
安静時筋緊張検査 …… 174
他動運動での筋緊張検査 …… 177
動作時筋緊張検査 …… 182

JUMP 実践で使えるスキルを身につけよう
1. 「姿勢反射」のメカニズム …… 188
2. 「ジャックナイフ現象」「歯車様現象」とはどんな状態か？ …… 189
3. パーキンソン病患者では，薬のon・off時で筋緊張がまったく異なる …… 190
4. 脳卒中では，急性期の筋緊張低下から，経過に伴って徐々に筋緊張の変化がみられる …… 191
5. 筋緊張の低下・亢進が動作に与える影響 …… 192

9 日常生活活動(ADL)検査／玉木 彰 …… 194
基本的ADL …… 194
手段的ADL …… 198
疾患特異的ADL …… 200

JUMP 実践で使えるスキルを身につけよう
1. ADL検査では実際に動作を見たうえで判断する …… 210
2. 「できるADL」と「しているADL」との間にはギャップがある …… 210

3 ADL評価表の点数が満点だったら，
「問題がない」と言えるのか？ …………………… 211
4 どう可能なのか，どう不可能なのかを
しっかり評価する ……………………………………… 211
5 包括的評価表では，疾患に関係するADL能力が
把握できない ……………………………………………… 212

10 姿勢・動作・歩行の観察・分析／玉木　彰 ……… 214
姿勢 ……………………………………………………………… 215
　①立位姿勢 …………………………………………………… 215
　②座位姿勢 …………………………………………………… 218
動作 ……………………………………………………………… 220
　①背臥位からの寝返り ……………………………………… 220
　②背臥位からの起き上がり ………………………………… 222
　③座位からの立ち上がり …………………………………… 224
　④ベッド上(座位)から車椅子への移動 ………………… 226
歩行 ……………………………………………………………… 231
　①歩き始め―立位からの一歩踏み出し ………………… 231
　②歩行 ………………………………………………………… 232

JUMP 実践で使えるスキルを身につけよう

1 パーキンソン病患者の歩行の特徴 …………………… 242
2 運動失調のある患者の歩行の特徴 …………………… 244
3 大腿四頭筋麻痺(筋力低下)のある患者の歩行の特徴 … 245
4 前脛骨筋麻痺のある患者の歩行の特徴 ……………… 246
5 疼痛性跛行の特徴 ……………………………………… 247
6 立ち上がりの介助(重心移動)をする際のポイント … 248
7 歩行練習の際の重心の誘導 …………………………… 249

索引 …………………………………………………………………… 250

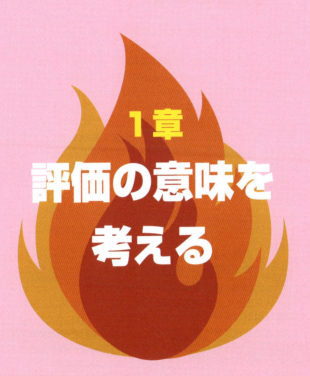

1章
評価の意味を考える

1 問題点をみつけるために評価をする

　評価とは，患者の症状や病態，障害の程度を把握し，それらの情報を分析し統合することによって患者の問題点を明らかにすること，そして明らかとなった問題点を解決するための治療計画を立てて実施し，さらに治療した結果（有効性）を確認することで，治療の継続や治療方針の変更などを決定するといった一連の過程のことである．したがって，リハビリテーションは評価に始まり，評価に終わると言っても過言ではない．

　また評価は，正確に，迅速に，かつ安全に実施することが大切であるが，勘違いしてはならないのは，評価はあらかじめ決められた項目を行えばよいというものではないこと，必ず実施する前に，セラピストは何らかの考え（仮説）をもっているべきだということである．

患者を診たら，まず問題点の仮説を立てる！

　評価は疾患別にその項目が決まっているわけではない．確かに教科書を見れば疾患や障害特有の評価項目が記載されているが，同じ疾患であれば教科書に書かれている評価項目をそのまま実施すればよいというものではない．自分の目の前にいる患者のことが，そのまま教科書に書かれていることはないのである．

　したがって，自分が担当している患者に応じた評価項目の選択が必要となる．そのためには，あらかじめ患者の疾患や障害に対する情報を把握して患者の状態を頭に入れ，次に実際に患者と会い，「患者自身がどのような問題を抱えているか？」「どのような主訴をもっているのか？」「社会的背景はどうか？」「患者自身の目標は何か？」などを把握した上で，患者の実際の姿勢や動作，症状などを確認し，問題点の仮説を立てることが大切である．

　自分の考えがない（方針の立てられない）セラピストに，患者の治療を行うことはできない．

> **魂の一言！** 自分の仮説を証明する作業が評価である！

　評価とは自分が立てた仮説を証明する作業であるが，その際に「この患者には何を評価すべきか？」「どのような結果となれば，仮説が証明できるか？」を考えることが重要であり，これが評価項目の選択につながる．

　適切な評価項目を選択するために大切なのは，実際の患者の動作を診て，どこに問題があるのかを分析することである．たとえば，椅子からの立ち上がりが困難な変形性膝関節症の患者を担当したとする．この患者が椅子から立ち上がれない原因を明らかにするためには，まず実際に椅子から立ち上がろうとする動作を確認し，その動作の特性を捉え，できない原因の仮説をいくつか立てることが必要である．椅子から立ち上がれない原因には様々なものがあるが，それは実際の動作を確認することで，ある程度，推測できるはずである．もし，立ち上がり困難の原因を膝関節屈曲可動域の制限だと考えれば，関節可動域のテストを行って確認すればよいし，下肢の筋力不足と思われれば，筋力テストを実施して確認することになる．

　ただし，患者の動作における問題点は関節可動域や筋力といった機能的な問題のみとは限らない．そのため，問題点についてはできるだけ多くの可能性を考え，その中から必要な評価を選択し，明らかにしていく．

2 評価が目的ではない．評価から得られたことをどう活かすかを考える

> **魂の一言！** 評価は目的ではない，手段である．

　ときに評価が目的となってしまっている場合があり，これは実習中の学生や経験の浅いセラピストに多くみられる傾向にある．しか

し，評価することは決して目的ではなく，あくまでも患者の問題点を見つけ，治療プログラムを立案するための手段である．

評価を「カルテに記載するために必要なルーチン業務」にしてはならない．

 評価結果は必ず吟味する．そのうえで治療計画を立てる．

評価した結果を治療プログラムの立案に活かすにはどうしたらよいだろうか．先に述べたように，患者に対する評価項目を絞った時点で，ある程度，仮説を立てているはずである．したがって，その仮説が評価によって証明された，あるいは誤りが判明したかによって，評価結果の解釈は異なってくる．

自分の立てた仮説が証明されれば，自分の考えた問題点が正しいことになり，その問題を解決するための治療計画を立案することができる．もし評価結果から自分が立てた仮説が誤りと判断した場合には，再度患者を診ながら考え直して仮説を立て，再評価を実施するようにする．

つまり，あらかじめ決められたルーチンな評価項目からでは，個々の患者に応じた適切な治療プログラムの立案はできないのである．

一方で，そのようなルーチンな評価項目も，臨床においては有用になることがある．それは特定の疾患に対して決められた評価を実施してデータを蓄積することで，患者の経過や自分たちの治療成績を後で分析できるからである．

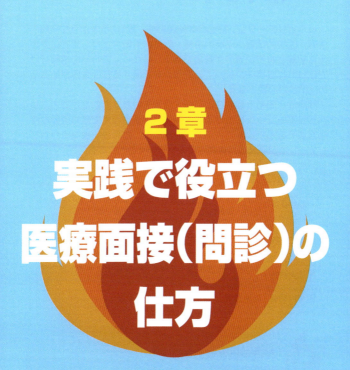

1 医療面接（問診）のポイント

リハビリテーション評価の開始時には，**表1**に示すような一般的情報，医学的情報，環境的情報，職業的情報などが，すでにカルテに記載されているのが普通である．しかし，これらの情報だけではリハビリテーション上の問題点を把握するには限界があるため，問診が必要となる．

問診は，患者と話すことで個人情報を収集することができ，リハビリテーションにおける問題点を把握するうえで最も重要な評価方法であるといってよい．一般的には，問診後に種々のリハビリテーション領域の検査測定に入っていくことになる．

表1　カルテに記載されている情報

一般的情報	氏名・性別・年齢・生年月日・診断名・保険の種類・住所・職業など
医学的情報	主訴・ニーズ・現病歴・既往歴・家族歴・リハビリテーション歴・血液検査などの検査所見・そのほか理学的所見など
環境的情報	生活歴・家族構成・住居環境・家族のニーズ・経済状況など
職業的情報	職場環境・業務内容・通勤方法など

評価用紙を埋めることを評価の目的にしてはいけない！

この問診を含め患者評価を行う際に，フォーマットの決まった評価用紙を埋めていくことに終始してはならない．問診で大切なのは傾聴することである．問題点は種々の検査測定の結果によって導き出されるのではなく，むしろ患者みずからが話す内容から得られると考えたほうがよい．

問診の際には，「セラピストが質問して，患者が回答する」，再び「セラピストが質問して，患者が回答する」といった連続した事情聴取のように行うのではなく，一連の話のなかから要点のみを聞き出して進めていくようにしよう．新人のセラピストや臨床実

習生は，緊張した状況にあるためか，用意している質問事項をすべて聞き込み，評価用紙を完成させなければならないという意識が強く，問診が一方的になってしまうことが多い．

問診とは一方的に質問することではない．患者に話をしてもらうことである．

　問診は，セラピストと患者の信頼関係が形成されてこそ成り立つ．患者の訴える言葉をそのままの形で聞き入れること，訴える言葉そのものを大切にすることが重要である．それにより患者にとっての真の問題が何か想像できるようになり，問題点そのものが浮かび上がってくる．

　問診について，あえてテクニカルなことを言うならば，「はい」「いいえ」で答えられる内容の質問をしない，誘導尋問とならないようにし，患者が自分の訴えたいことを自由に話せるように配慮するとよい．患者に「自分の話に耳を傾け，真剣に聴いてくれている」と感じさせるようにするのである．

　患者の訴えをそのまま聴ける，傾聴できることが大切である．

問診時に"質問以外"から得られる情報は多く，かつ重要である．

　問診は，患者と話し始めるときがスタートではなく，患者と会ったとき，つまり患者がリハビリテーション室などに入ってくる時点から始まっている．問診には，患者の顔の表情や全身の様子の観察も含まれる．意識状態，精神状態，栄養状態，衛生状態，日常生活活動の制限の状態など，患者をトータルに把握することが重要である．

2 「ボトムアップ」と「トップダウン」の2つの評価過程

リハビリテーションの評価は，「ボトムアップ評価過程」と「トップダウン評価過程」の2つの方法に分類できる（図1）．

ボトムアップ評価過程

問診などでの情報収集後に，診断名や疾患名から想定される検査測定をすべて行い，その結果に基づいて問題点を抽出する方法である．考えられる全検査を行い，すべての問題点をみつけるというやり方といえる．

新人のセラピストや学生にとっては評価しやすい方法であるが，問題点にあがらない検査測定も行うため，膨大な時間が必要となる．また，機能障害と能力障害との関係や，機能障害間の関連づけが弱くなりやすいという欠点がある．

トップダウン評価過程

この方法は，患者の生活を把握することから始まると考えてよい．まず，カルテなどの情報と問診から患者のADLを理解し，患者独自の能力障害レベルの問題点を導き出す．続けて，それらの問題点が正しいか否かを証明するために関連した動作観察を行う．さらにその能力障害の原因となっている機能障害について仮説を立て，仮説の証明に必要な検査測定を行う．

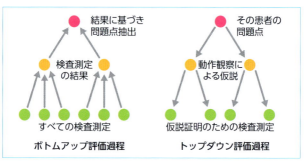

図1 ボトムアップ評価過程とトップダウン評価過程

トップダウン評価過程では，機能障害レベルの検査測定を必要な項目に限定できるため，検査測定の目的が明確になる．また，能力障害と機能障害の関連や，機能障害間の関連もわかりやすい．

　しかし，活動性の低い患者の場合には動作観察ができないので，手術直後などでは，この方法での評価が困難なこともある．また，この評価過程を遂行するにはある程度の経験が必要であり，新人のセラピストや学生が行うのは難しいことも事実である．

 トップダウンの評価過程を経験してみよう！

　ボトムアップ評価過程で，検査測定結果が異常である場合に，異常のすべてを問題点としてあげる人がいるが，それらすべてが問題点となることはない．

　一方，トップダウン評価過程は，患者に必要な検査測定のみを迅速に行う臨床的な方法なので，上記のようなことは生じにくくなる．これまでにボトムアップの評価過程しか経験のないセラピストには，ぜひトップダウンによる評価過程を経験してもらいたい．

　大切なのは，いずれの評価過程でも機能障害レベルと能力障害レベルの問題点を単に列挙するのではなく，各々の患者にとって問題となる能力障害を把握し，その要因となる機能障害レベルの問題点を抽出し，両レベルの関係や関連性を捉えることである．

　社会的不利については，能力障害と機能障害の両レベルでの問題点の因果関係を考えてから熟慮していくことになる．

3 医療面接(問診)における傾聴

繰り返しになるが,問診では,患者の訴えを理解し,考えを支持し,共感的に接する態度で傾聴することが大切である.

傾聴とは,肯定的関心をもって耳を傾けて聴き続けることで,話をさえぎったり,新たな質問をしたりしない.患者の話を,興味をもって聴き,否定,批判,反論せずに,ありのまま受け入れる.また,患者がどんな気持ちで話しているかを考え,疑似体験するように聴くことで患者に満足と安心感を与えることができる.

小手先のテクニックでは,決して患者の信用は得られない!

口先だけの質問で評価用紙を埋めるようなマニュアル的な面接では,患者に対して心から共感することはできないし,受容もできない.「小手先のテクニック」ではなく,相手を認め,価値観を尊重することが大切である.さらに,セラピストの用意した質問に患者が答えるだけではなく,患者がみずから話してくれるようになれば,問題点のみならず解決策も生まれ,信頼関係も構築できると考える.効果的な傾聴の方法について,**表2**にまとめた.

傾聴・共感・受容は,問題の把握からゴール設定につながる.

このときに「それでどうなりましたか?」などと話をうながすと,患者が続けて話しやすくなる.「なるほど」「そうですか」などという相づちもうながしとなる.一方,「わかりました」という言葉は話をさえぎり,話を終わりにしているように受け取られることがあるので,場合によっては避けたほうがよい.患者の話の中で大事な言葉をセラピストが繰り返すことも,理解の度合いを患者に伝えるのに効果的である.また,「今までのお話をまとめさせていただきます.もし,間違っていることがあったら教えてくれますか」

表2 効果的な傾聴の方法

アイコンタクト	患者と同じ目線で，目を見て会話する
相づち，うなずき	「なるほど」「そうですか」「それで」などはうながしになる
繰り返し	患者が「……ということで，切ないんです」と話したら，セラピストも「切ないですよね」などと繰り返す
沈黙	患者に関心をもった沈黙は無言の言葉となる
要約	聴取した内容をまとめて言い換える

などと前置きをしてから要約すると，安心感や信頼感につながる．

患者の「物語」が聞けるセラピストになろう！

　近年，NBM（narrative-based medicine，物語と対話に基づく医療）という診療概念が注目を集めている．患者との「対話」を通じて，病気になった理由や経緯，病気についてどのように考えているかなどの「物語」から，医療者が病気の背景や人間関係を理解し，全人的（身体的，精神・心理的，社会的）にアプローチする臨床手法である．このようなトータルなアプローチは，まさしくリハビリテーション医療の理念にも通じると思われる．

　このNBMにおいても，語り（narrative）に耳を傾ける傾聴は，非常に大事である．患者の語る「物語」を傾聴して解釈する力は，臨床の評価・治療の要となる．そのためセラピストには，問診を通じて患者との会話の中から必要な情報を引き出す能力と十分な知識が要求される．同時に，人間的な温かみや安心感を与えられる品性も備えておく必要がある．なぜならば，不安や恐怖を少なからず抱いている患者から微妙な症状や徴候についてはもちろんのこと，プライバシーに絡む事項まで尋ねることもあるため，セラピストは患者に信頼される人間でなければならないからである．

　「評価」は，患者との最初の出会いから始まり，この出会いの機会が信頼関係を築く第一歩にもなる．そのため真摯な態度で傾聴し，それを理解する，さらに親切な態度，冷静な観察でもって患者と接することが大切となる．

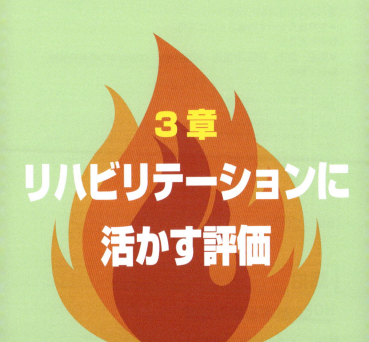

1 バイタルサイン

■バイタルサインとは何か
- 生命維持を示す徴候あるいは所見.

■何を測るか
- 脈拍,血圧,呼吸(呼吸数・呼吸状態),体温の4つの生命情報.

■判定基準

脈拍	<成人> 正常:60～80回/分 頻脈:100回/分以上 徐脈:50回/分以下
血圧	正常域血圧:収縮期血圧140mmHg未満　拡張期血圧90mmHg未満 高血圧:収縮期血圧140mmHg以上　拡張期血圧90mmHg以上
呼吸	<成人> 正常:14～18回/分 頻呼吸:24回/分以上 徐呼吸:11回/分以下
体温	<腋窩体温> 正常値:36～37℃　　高体温:37℃以上　　低体温:34℃以下

脈拍

HOP 基本となる知識

脈拍は,心室の収縮によって血液が大動脈から末梢動脈に送られるときに生じる波動を触知するもの.一般的には心臓の拍動数(心拍数)と脈拍数は一致する.

測定の基本事項
- **測定できる動脈**:総頸動脈,上腕動脈,橈骨動脈,尺骨動脈,大腿動脈,膝窩動脈,前脛骨動脈,後脛骨動脈,足背動脈(**図1**,**表1**).
- **測定法**:一般には手関節近くの橈骨動脈を,示指・中指・環指の3指で触れる.

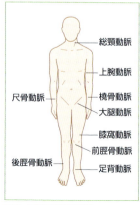

図1　脈拍の触知部位

表1 脈拍の正常値

新生児	120〜150回/分
乳児	120〜140回/分
学童	85〜90回/分
成人	60〜80回/分
高齢者	60〜70回/分

脈拍数は年齢によって変わる．新生児・乳児・学童時ごろまでは回数が多く，年齢とともに減少する．

- **脈拍のリズム**：規則正しい一定のリズムで触れる脈が整脈，リズムが不規則に乱れている脈はすべて不整脈である．リズムの異常には，呼吸性不整脈（洞不整脈），心室期外収縮（脈拍欠損），絶対性不整脈（心房細動）がある（**図2**）．

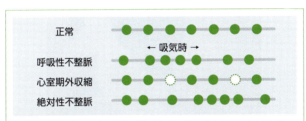

呼吸性不整脈：吸気時に脈拍が速くなり，呼気時に脈拍が遅くなる．
心室期外収縮：規則正しく打っていた脈が一瞬の間触れなくなり，脈が飛ぶようになる．患者も脈が飛んだことを自覚していることが多い．
絶対性不整脈：脈に規律性がなく，まったく不整な状態である．
※心室期外収縮（脈拍欠損），絶対性不整脈（心房細動）では，心室の血管充満が不完全な状態での収縮は脈として末梢に伝わらないため，心拍数と脈拍数が違ってくる．つまり，心臓は動いているのに脈拍が触れないため，心拍数（心房拍動数・心室拍動数）＞脈拍数となり，差が生じる．

図2 脈拍のリズムの異常

測定時の注意点

- 測定者は，手を温かくしておき，指は軽く当てる．
- 不整脈を認めないときには15秒測定し，4倍する．不整脈を認めるときには1分間測定する．
- **左右差**：左右の拍動に差を認めるときは，血圧にも差がある可能性がある．
- **体位による影響**：脈拍数は臥位＜座位＜立位の順に多くなるので，測定時の体位も考慮する．

STEP ➚ より理解を深めよう

本質を理解しよう

- 運動療法の施行前後や患者の急な変化の把握など，場面ごとにバイタルサインを適切に評価することは，リスク管理上大切である．

測定のポイント

- 心音の聴診で心拍数を，動脈の触診で脈拍数を観察できる．
- 両側の橈骨動脈を同時に触れて脈拍の左右差を調べてから（図3上），一側で観察する（図3下）．

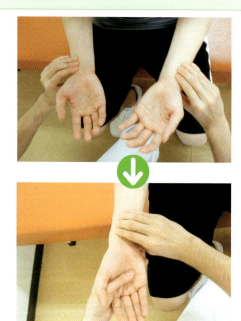

示指・中指・環指の3指を使うと，動脈の性質・脈拍の性状を感じ取りやすくなる．橈骨動脈を3指で触れるようにし，脈拍数，リズム，強弱などを観察する．
　大動脈症候群，大動脈瘤，閉塞性動脈硬化症などで左右差がみられる．

図3　脈拍の測定の基本

> ⚠️ **注意** ＊**母指を用いない**．測定中の脈拍と測定者の母指の血管の拍動が混同し，測定値が不正確になる可能性がある．
> ＊**頸部の動きによる影響**：測定時，頸部を屈伸したり，回旋したりさせない．頸の動きによって鎖骨下動脈が圧迫され，橈骨動脈まで脈拍が伝わらなくなることがある．

覚えておこう

- **呼吸性不整脈**は，吸気で脈拍が速くなり，呼気で遅くなる．特別な疾患があるわけではなく，生理的な現象であり，治療の必要はない．
- 頸肩腕症候群や閉塞性病変などによる**血行障害**があると，脈は弱くなる．
- **脈拍の拍動の幅**：収縮期と拡張期に至る動脈壁の動きの幅であり，脈圧（収縮期血圧－拡張期血圧）を示している．
- **大脈・小脈・交互脈**：脈圧（脈拍の振幅）が大きいものを大脈，小さいものを小脈という．大脈と小脈が交互に現れるものを交互脈といい，高血圧性心疾患や虚血性心疾患などで心筋の障害が強いときにみられる（図4）．

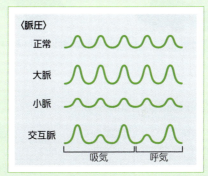

図4　大脈・小脈・交互脈

- **奇脈**：吸気時の脈が小さく，呼気時に脈が大きくなるのを奇脈といい，心包内の液体貯留による心タンポナーデ，収縮性心膜炎で認められる．吸気時に著しく血圧低下が起こるために起こる現象である．正常でも深吸気時には多少最大血圧は低下するが，奇脈では呼気時に大きく（10mmHg以上）血圧が下降する．

血圧

HOP 基本となる知識

測定の基本事項

- **器機**は，水銀血圧計や電子血圧計を用いる(**図5**).
- 水銀の問題や簡便性から電子血圧計を使用する医療機関が増えている.
  (世界保健機関〔WHO〕は，2020年までに水銀の計測機器の使用を中止する指針を発表した．これにより医療機関では水銀血圧計は使われなくなる.)
- **血圧値の表示**：電子血圧計では奇数値でも表示されるが，水銀血圧計は偶数値で読みとる．

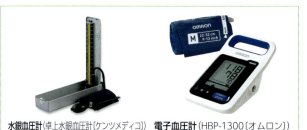

水銀血圧計(卓上水銀血圧計〔ケンツメディコ〕)　**電子血圧計**(HBP-1300〔オムロン〕)

図5　血圧計

表2　成人における血圧値の分類(mmHg)

分類		収縮期血圧		拡張期血圧
正常域血圧	至適血圧	<120	かつ	<80
	正常血圧	120〜129	かつ/または	80〜84
	正常高値血圧	130〜139	かつ/または	85〜89
高血圧	I度高血圧	140〜159	かつ/または	90〜99
	II度高血圧	160〜179	かつ/または	100〜109
	III度高血圧	≧180	かつ/または	≧110
	(孤立性)収縮期高血圧	≧140	かつ	<90

(日本高血圧学会高血圧治療ガイドライン作成委員会編：高血圧治療ガイドライン2014．ライフサイエンス出版；2014．p.19.)

- **正常域血圧**：収縮期血圧140mmHg未満，拡張期血圧90mmHg未満（**表2**）．
- **測定する動脈**：通常，上腕動脈にて測定する．
- **測定方式**：コロトコフ法（聴診法）とオシロメトリック法の2通りがある．コロトコフ法が血圧測定のゴールドスタンダードとなっている．WHOでもコロトコフ法を推奨している．

●コロトコフ法（聴診法）

まず触診法で収縮期血圧を推測する（p.32参照）．前腕の橈骨動脈を触診しながら送気球を握り，マンシェットのゴム袋を加圧していくと，橈骨動脈の脈拍が消失する点が収縮期血圧の推定値となる．

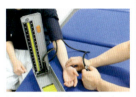

橈骨動脈を触診しながら加圧する

次にコロトコフ法（聴診法）による測定を行う．聴診器は肘窩の位置でマンシェットよりも末梢の上腕動脈に置き，触診法で得られた収縮期血圧よりも30mmHg程度高く加圧した後に，1心拍ごとに2mmHgずつ水銀柱を下げていく．

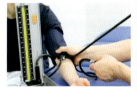

聴診器を上腕動脈に置き，徐々に減圧する

最初に小さく"トントン"と聴こえてくるのがコロトコフ音（スワンの第1点）で，収縮期血圧である．さらに減圧していくと，コロトコフ音が変化して，やがて聴こえなくなるが，この聴こえなくなるところがスワンの第5点で拡張期血圧となる（**図6**）．

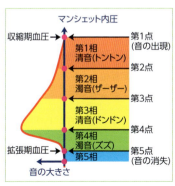

図6 血管音

●オシロメトリック法

家庭で使われている電子血圧計がこのタイプである．コロトコフ法と同様にカフを加圧して，いったん血液の流れを止めてから，その後徐々に減圧していき，動脈壁の振動をセンサーでキャッチして測定する．

オシロメトリック法の血圧値の決定は，血圧計に内蔵されたコンピュータによって行われ，その基準値の設定はコロトコフ法に一致した値となっているが，機器メーカーに任されている現状がある．

測定時の注意点

- **変動要因：** 血圧は時間や体位，室温，運動，食事などによって変化する．一度測定した血圧が高いからといって高血圧と判断しない．何度か測定して平均値から評価する．
- **体位による影響：** 収縮期血圧は，立位＜座位＜臥位の順に高くなり，拡張期血圧は立位＞座位＞臥位の順に低くなる．
- **温度による影響：** 皮膚の血管は温度によって収縮や拡張を起こす．それにより血圧は温かいところでは低下し，寒いところでは上昇する．
- **運動**により循環血液量が増えると収縮期血圧は上昇するが，一方で末梢血管が拡張するので拡張期血圧は下がる．
- **食後**は，消化と吸収によって循環血液量と心拍出量が増えるため，収縮期血圧が上昇する．

STEP より理解を深めよう

測定のポイント

- **血圧の測定部位：** 上腕部が選択されるのは，上腕部は臥位，座位，立位でも心臓と同じ高さ（心臓の位置は，胸骨左縁で第4肋間が目安）にあることとマンシェットが巻きやすいためである．
- **マンシェットの巻き方：** 上腕動脈の位置を触診で確認し，上腕を心臓の高さにしてマンシェットを巻く．マンシェットの下端と肘窩の間は2cm程度離し，腕とマンシェットの間に指がぎりぎり1～2本入る程度の余裕をもたせる（図7）．

  マンシェットは，内袋の中央，水銀血圧計であればチューブの位置を上腕動脈の上に当てて巻くのがコツである．

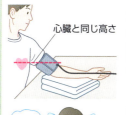

上腕は心臓と同じ高さにする。
マンシェットの下端と肘窩の間に2cm程度の距離があり、腕とマンシェットの間に指が1〜2本入る（衣服の袖によって腕の露出が不十分になったり締め付けられたりしてはならない）。

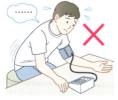

あぐらや前のめりの姿勢は腹部を圧迫し、血圧が高く測定されるので避ける。また、マンシェットの位置が心臓よりも低くなっていると血圧が高くなるので注意する（4cmの高さの違いで約3mmHgの誤差が生じる）。

図7 マンシェットの取り扱い方

覚えておこう

- 動脈は弾性に富んでおり、外部から圧迫することで血液を止めることができる。血流を止めるのに必要な外部からの圧力は、血圧に比例する。そのため、マンシェットの巻き方がゆるすぎると上腕動脈の血行が止まらないために血圧は高くなる。逆に、きつすぎると最初から上腕が圧迫されるため、その分だけ血圧が低くなる。

⚠ 注意 ＊聴診器をマンシェットの中に潜り込ませて測定するのは不適切である。聴診器があるところに圧力が強く加わり、ガサガサという雑音を拾って聴診がうまくできなくなる。
＊聴診器を強くあてすぎるのもよくない。過度な圧迫によって雑音が生じ、拡張期血圧を低く評価することがある。聴診器はマンシェットよりも末梢の上腕動脈に合わせて軽くあてるようにする。

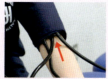

聴診器をマンシェットに潜り込ませている

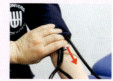

聴診器を強くあてている

呼吸

HOP 基本となる知識

測定の基本事項

- **呼吸数**(表3)や**呼吸状態**を観察する.
- **測定時の体位：**呼吸数は臥位にて測定することが多い．膝を軽く立てて，腹部，胸郭，鎖骨，鼻翼などの動きで確認する．
- **1回換気量(成人)：**正常で約500mLである．胸郭と腹壁の動きで「浅い呼吸」か「深い呼吸」かを評価して，「換気」の効率を推定する．
- **頻呼吸**は，24回/分以上(成人)をいう．肺炎，発熱，うっ血性心不全などのさまざまな急性疾患で認められる．
- **徐呼吸**は，11回/分以下(成人)をいう．糖尿病性昏睡，尿毒症，脳疾患，鎮静薬や麻薬による薬物中毒などで認められる．
- **過呼吸と減呼吸：**呼吸数は正常で，1回換気量が増加するのを過呼吸，減少するのを減呼吸という．
- **多呼吸と呼吸量減少：**呼吸数，1回換気量ともに増加するのを多呼吸，どちらも減少するのを呼吸量減少という．
- **呼吸困難がある場合**には，苦悶様の顔貌，努力呼吸(表4)，口すぼめ呼吸，起座呼吸，チアノーゼ，ばち状指などを注意深く観察する(図8，表5)．

表3 呼吸数の正常値

新生児	40～60回/分
乳児	30～40回/分
幼児	25～30回/分
学童	18～22回/分
成人	14～18回/分

表4 努力呼吸時にみられる症状

- 鎖骨上窩の陥没や胸鎖乳突筋，斜角筋，僧帽筋の緊張
- 吸気時に鼻翼が広がる（鼻翼呼吸）
- 吸気時に顎が下がり口で呼吸する（下顎呼吸）

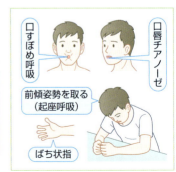

図8 呼吸困難がある場合の観察

表5 異常な呼吸パターン（リズムの異常）

チェーン・ストークス(Cheyne-Stokes)呼吸		ごく浅い呼吸から，深く数の多い呼吸となり，再び浅くなり20～30秒の周期的な無呼吸	脳出血，脳腫瘍，重症心不全など
ビオー(Biot)呼吸		深さが一定しない呼吸と無呼吸が，不規則に交互に出現．周期性はない	脳腫瘍，脳外傷，脳膜炎など，特に橋の障害時にみられる
クスマウル(Kussumaul)呼吸		ゆっくりとした深く大きい規律的な呼吸が発作性に出現	糖尿病や尿毒症など，代謝性アシドーシスにみられる

測定時の注意点

- **呼吸状態**は，緊張，興奮，不安，運動などによって変動する．呼吸変動をきたす要因を極力排除するため，測定前には安静を保たせる．
- **呼吸数**は，観察時間が短いと正確な測定ができない．基本的には60秒間測定する．（状況に応じて30秒測定して，2倍してもよい．）

STEP▲ より理解を深めよう

本質を理解しよう

- 呼吸の観察の本質は，吸気と呼気の数とその深さをしっかりみることにある．

測定のポイント

- 患者が呼吸に意識を向けることなく，自然な状態を観察することが重要である．そのためには，呼吸状態の観察は脈拍の測定と同時に行うとよい．

覚えておこう

- **陳旧性胸膜炎**などでは，患側の胸郭運動が制限され，健側の運動は代償性に増加するため，左右非対称性の胸郭運動となる．
- **気道狭窄**があると，吸気時に下部肋骨や剣状突起部の陥凹や呼気の延長を観察できる．

体温

HOP 基本となる知識

体温の測定によって，発熱の有無，病気の経過や治療効果が判断できる．

測定の基本事項

- **器機**は，水銀体温計や電子体温計を用いる．実測式と予測式がある．（血圧の項でも述べたが，2020年までに水銀を使った体温計は使用できなくなる．）
- **測定**は，通常，腋窩にて行う．
体温計を腋窩動脈にあたるように，下から上45°くらいの角度で腋窩の最深部の前寄りに挿入する(図9)．

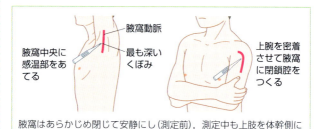

腋窩はあらかじめ閉じて安静にし(測定前)，測定中も上肢を体幹側に密着させて腋を閉め，最も高い体温が測定できるように注意する．

図9 腋窩での体温の測定法

- **測定時間**：実測式で5分，予測式で1〜2分である．
- **腋窩温**：正常値は36〜37℃である．腋窩温は，直腸温や口腔温より1〜0.5℃低い．
- 37.0〜37.9℃を微熱，38℃以上を高熱としている．子どもはやや高く，70歳以上の高齢者はやや低めとなる．

計測時の注意点

- 生理的な影響や個人差があるので，患者の平熱を知っておく．
- **左右差**：0.1〜0.3℃あるので，常に同一側で測定する．
- **疼痛や麻痺がある場合**：患側での測定は避ける．
- **口腔での測定**：片側の舌下中央部に体温計の感温部をやや斜めに挿入し，体温計の軸を軽く噛んで口唇を閉じてもらう．測定直前に熱いもの，冷たいものを口に入れないようにする．

STEP ▲ より理解を深めよう

本質を理解しよう

- 体温とは，脳や心臓などの身体深部の温度のことをいうが，身体内部の温度の測定は困難なので，通常，腋窩にて測定する．

覚えておこう

- **高体温**は，発症メカニズムにより「うつ熱」と「発熱」の2つに大別される．

●うつ熱

「うつ熱」は病気によるものでなく，高温環境などの外部環境や激しい運動の後に起こる高体温で，体内に熱が蓄積されている状態をいう．
高温・多湿・無風といった体外環境においては，放熱機構の効率が悪くなり，「うつ熱」をまねくことになる．この際，末梢深部体温は放熱を促進するために上昇し，手や足は温かくなり，汗をかいていることが多い．

●発熱

発熱による高体温は，感染症などの病的な要因が原因で，体内の熱産生の増加と末梢血管の収縮による放熱機構の抑制によって生じる．
「悪寒戦慄」とは，発熱時に悪寒と震えが起こる現象である．体温調節中枢が体温を高く設定すると，その定めた体温に達するまで骨格筋を等尺性収縮させて熱を上げようとするため，悪寒が起きる．設定温度に達すると，次は熱を下げようとするため，身体は熱くなり，汗がたくさん出るようになる．
悪寒戦慄は，寒冷時に感じる寒気とは異なり，発熱物質などによって体温調節中枢が錯誤的に高い温度にセットされると，あたかも寒冷の環境に置かれたのと同様な体温調節機構を営む．

> ⚠️**注意** ＊高齢者の場合，1日の体温の変動はわずかだが，入院などの環境の変化に影響されやすい．また，高体温となればまず感染症を疑うが，高齢者は重症でも高熱が出ないことも多い．したがって高齢者の体温観察はより注意が必要となる．

JUMP 実践で使えるスキルを身につけよう

バイタルサインがリスク管理において重要な指標であることはいうまでもない．しかし，数値を得ることだけを目的とした測定は，危険なこともある．

1 バイタルチェック中に意識消失!?

新人の理学療法士(PT)が，それまで臥床していた患者をリハビリテーション室に車椅子で連れて来た．平行棒内起立練習を行った後，ベッド上で端座位をとらせ，血圧を測定していた．
具合が悪そうなので血圧を測っているというのだが，どうもうまく測定できない．患者は起立性低血圧を起こし，意識が低下して座位をとれなくなっている．しかし，新人PTはひたすら血圧測定を継続している．
ついに患者は意識レベルが低下して，寝転んでしまった．

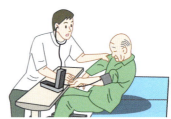

> 数値の確認の前にまず患者の観察が重要である！ 顔貌，体格(栄養状態)，姿勢などの観察により，いろいろな情報が得られる．意識，認知面，感情などのチェックも大切である．

「なんか，おかしい」という感覚が大事

「いつもと様子が違う，なんか変だ」という気づきがリスク管理につながる．
バイタルサインをチェックすることは大切であるが，まずは変化に気づくことである．見るからに具合の悪そうな患者は，容態が悪くなる可能性が高い．
事前に医学的情報から，起立性低血圧が起こるかもしれないことを予測し，リスク回避に努め，対処法の準備もできていれば申し分ない．

患者から「具合が悪くなってきた」などという訴えがあったときには、「大丈夫、もう少しがんばりましょう！」ではなく、まず訴えを受け入れよう。患者の言葉数が少なくなったり、こちらからの言葉かけへの反応が低下した場合は、要注意である。

リスクマネジメントとは、起こりうるリスクをあらかじめ想定し、その対策を検討しておくことである！

血圧測定より，患者を寝かせるのが先！

このようなケースでは，患者をまず寝かせるのが第一選択である．そして反応を確認し，場合によっては助けを呼ぶことが必要である．血圧は寝かせてからでも測定できる．
また，臥位で血圧や脈拍に異常が認められなくても，座位や立位での血圧や脈拍の変化をベッドサイドで評価しておくことも必要である．臥位のときと，立位を1分とった後の血圧・脈拍を比較したときに，収縮期血圧20mmHgの低下と脈拍30回/分以上の増加がみられる場合，起立性低血圧の可能性が高い．

体位によって血圧は変動するので注意！
収縮期血圧は臥位＞座位＞立位の順に低くなる．臥位で問題ないからといって安心は禁物である．

患者の変化を見逃さない．
私はよく「におい」を感じろと言っている！

2 緊急時，脈はどこでとる？

手関節部分は衣服に覆われることがほとんどないため，橈骨動脈は，緊急時に即座に脈拍の測定が可能な部位である．
橈骨動脈での脈の触知が可能な場合，収縮期血圧は概ね80mmHg以上である．収縮期血圧が80mmHg以下になると，橈骨動脈では触知しなくなる．

最高血圧（収縮期血圧）を予測するコツ

著者は，示指・中指・環指の3指で脈を触知してから，環指で強く圧迫し，脈拍に合わせて圧迫を解除しながら中指と示指で圧を触知して緊張度を判断している．慣れてくるとこの方法で，最高収縮期血圧が80mmHg以上であればおおよその数値を予測できるようになる（図10）．

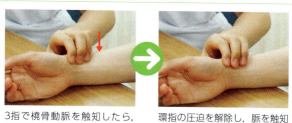

3指で橈骨動脈を触知したら，環指で強めに圧迫する

環指の圧迫を解除し，脈を触知する

図10　橈骨動脈での脈拍からの最高血圧（収縮期血圧）の予測

脈の触れ方から考えられること

収縮期血圧が高く脈が強く触れるのは硬脈，逆に収縮期血圧が低く脈が弱く触れるのは軟脈となる．
弾むような強い脈は心疾患，高血圧，発熱のほか，激しい運動，強い不安感などがある．弱い脈は，衰弱や低血圧でみられる．

ただちに治療が必要な生命の危険を示唆する脈拍の異常値（パニック値）は，急変もしくはその可能性が高い．
高齢者では，脈拍数50回/分未満，または130回/分以上が緊急コールの基準となる．

3 ショックの見極め方

ショックとは，血圧低下により末梢循環が著しく障害され，末梢組織の代謝が損なわれた状態で，緊急処置が必要なことが多い．一般的に，収縮期血圧90mmHg以下はパニック値と捉えてよい．80mmHg以下に低下した場合や30mmHg以上低下した場合はショックと考え，ドクターコールなど迅速に対応する．

ただし，普段血圧の高い人は収縮期血圧100mmHgでもショックとなることがあるので注意が必要である．

数値だけから判断してはダメ！
その患者にとって問題か否かが重要．

ショック指数について

ショック指数（脈拍数/収縮期血圧，表6）はショックの重症度を示し，簡便に出血量が推定できる．

表6 ショック指数

ショック指数 (脈拍数/収縮期血圧)	重症度	出血量 (%, 有効循環血液量に対する割合)
0.5〜0.7	正常	
1	軽症	約23 (約1.0L)
1.5	中等度	約33 (約1.5L)
2.0	重症	約43 (約2.0L)

4 血圧の左右差がある場合にどうするか？

血圧に左右差がある場合,高いほうを採用する.これは,血管狭窄を伴う動脈硬化症などがある場合に,低い数値で評価すると病態の発見が遅れるなど,リスク管理上の問題が生じるからである.

上肢の左右差は,一般に10mmHg以下とされている.10mmHg以上の差は,解離性大動脈瘤や動脈炎症候群などの可能性がある.

5 上肢での血圧測定を避けたほうがよい患者は？

表7のような処置や症状の当該患者では,かかわる上肢での測定は避ける.反対側の上肢で測定するか,下腿・大腿で測定する.

表7 上肢での血圧測定を避けたほうがよいケース

- ・点滴静脈注射
- ・血液透析によるシャント(動静脈瘻)
- ・血栓性静脈炎
- ・乳がん術後
- ・リンパ浮腫
- ・骨折や外傷

体位によって上肢と下肢では血圧に差が生じるので注意！　臥位では上下肢の血圧の差はほとんどないが,立位では下肢のほうが10mmHgほど高くなる.

6 脈圧や平均血圧から読み取れること

脈圧（収縮期血圧－拡張期血圧）は，1回の心拍出量，末梢血管抵抗，血管の弾力性の目安になる．脈圧が30mmHg以下では，心拍出量や循環血液量の減少が疑われる．50mmHgが目安で，これより大きくなると中枢血管の動脈硬化が疑われる．上限は60mmHgであり，これ以上の場合，脳卒中や虚血性心疾患などのリスクが高くなる．

一方，平均血圧とは，拡張期血圧に脈圧の1/3を加えた値（〔収縮期血圧－拡張期血圧〕/3＋拡張期血圧）で，できれば95mmHg以下が望ましい．それ以上の場合、末梢血管の動脈硬化が疑われる．

7 聴診間隙にだまされない！

血圧測定をしていると，カフ圧を下げていって第1点が聞こえた直後にコロトコフ音が消失，つまり第2相がまったく欠如し，再び音が聞こえてくることがある．これを「聴診間隙」という．そうなると次に音が出始める第3点を収縮期血圧と誤り，実際より低い血圧に評価してしまうことがあるので，注意が必要である．

たとえば，収縮期血圧が178mmHg，聴診間隙が174mmHg〜140mmHg，拡張期血圧が96mmHgであれば，最初に聞こえた音を何かの雑音か，気のせいだったかもと思い，次に聞こえた音を収縮期血圧として血圧を140/96mmHgと判断してしまうことがある．

聴診間隙が生じるのはなぜ？

聴診法の実施時に，カフ圧を非常に緩徐に上げてから少しずつ下げて測定したり，休みなく繰り返し測ったり，前腕を下垂した立位で測定したりすると，前腕にうっ血をきたすため，聴診間隙が起こることがある．

聴診間隙は，高血圧患者や動脈硬化症の患者でしばしば認められる．聴診間隙が存在すれば，その存在自体がリスクとなることがあるので注意が必要である．

触診法を身につけよう

収縮期血圧の目安をつける触診法（図11）を，日常の診療で使えるように習得しておけば，聴診間隙による測定ミスを防止できる．
触診法は，聴診間隙の認識において重要であるとともに，あまり知られていないが，拡張期血圧を測ることもできる．

触診法での収縮期血圧の測定：カフ下縁の橈骨動脈の拍動を触れながらカフ圧を上げていく．拍動が触れなくなり，またさらに少し圧を上げると再び拍動が触れるが，ここが収縮期血圧である．ただし，通常コロトコフ法による圧より4〜5mmHg低いといわれる．

触診法での拡張期血圧の測定：カフ圧をさらに下げていくと，血管壁の振動が指先に伝わってきて，その振動が消失するところがある．ここが拡張期血圧に相当する．

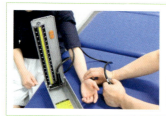

触診法での指のあて方は，橈骨動脈を強く圧迫せずに軽くあてるのがよい．

図11　触診法による血圧測定

 聴診法と触診法を比較すると，収縮期血圧・拡張期血圧ともに非常に近い値である．

 魂の一言！ 1つの手法を過信しない．備えの武器（技術）を増やし，使いこなすセンスを身につけよう！

8 会話の状態から呼吸数が推定できる

呼吸困難を訴えるケースでは,実際に呼吸数を数えなくても,会話の状態からおよその呼吸数を推定できる.

成人では呼吸数24回/分以上を頻呼吸としているが,高齢者の場合3秒に1回(20回/分)程度の呼吸数だと,「私…今日は…朝から…息が…苦しく…」のように単語ごとに息が切れるようになる.

安静呼吸には「吸息→吸気ポーズ→呼息→休止期」の4つの位相がある.安静時の各位相の正常値はないが,目安としては,吸息と呼息がそれぞれ1秒程度,残りが休止期である(図12, 13).

呼吸数20回/分では,吸息1秒,呼息1秒,休止期1秒程度のリズムとなる.休止期が短くなると頻呼吸となるが,呼吸数30回/分では,吸息1秒,呼息1秒で,休止期はなくなることになる.

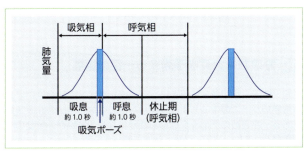

図12 安静呼吸の4つの位相

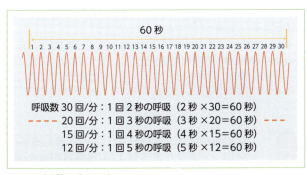

図13 呼吸数と呼吸リズム

9 呼吸の評価は3点セットで

呼吸の観察では，呼吸数，呼吸パターンのほかにパルスオキシメーターによる酸素飽和度（SpO₂）をセットで評価しよう．

SpO₂ 96％，呼吸数26回/分というケースをどう評価するか？

SpO₂の値が正常値なので，この値だけで大丈夫と判断するのは危険である．心不全や呼吸窮迫症候群などの場合，発見が遅れることがある．したがって，SpO₂だけでなく，必ず呼吸数と呼吸パターンも併せて確認する必要がある．

正常の状態で呼吸数が20回/分以上であれば，SpO₂は99％以上であるのが普通である．

10 呼吸数は急変を予測する一番の指標

脈拍・血圧・呼吸数・体温というバイタルサインの指標はいずれも重要だが，この中でもより注意しなければならないのは呼吸数である．呼吸数のチェックはなおざりになりやすいが，急変の予測指標としては，脈拍・血圧・体温に勝っている．

脈拍・（収縮期）血圧・体温は，加齢や内服薬による影響をそれなりに受けるが，呼吸数はあまり影響を受けない．しかし，患者の状態が変化し，重大な問題が発生した場合には，呼吸数はほかのバイタルサインに先行して早期から異常を示す．

ショックの場合，収縮期血圧の低下よりも先に脳血流低下が起こるので，不穏症状と呼吸数増加が認められる．したがって，高齢者で呼吸数増加と不穏がみられたらショックを疑うべきである．このように呼吸数増加は，血圧低下をきたす前に現れるので，早期対応が可能となる．

高齢者の場合，呼吸数のパニック値は20回/分以上と考えたほうがよい（慢性呼吸器疾患患者の場合は25回/分以上）．逆に8回/分未満の場合もドクターコールが必要である．

11 高齢者の微熱を軽くみない

80歳男性，体温が37.4℃．このケースを微熱程度だから大したことはないと判断していいだろうか？
高齢者の発熱では，感染症が原因である可能性が高い．そのため，微熱程度なので軽症と考えるのは不適切である．平熱が36.0℃の人が37.0℃に体温が上がった場合など，普段より1℃以上の上昇があれば身体に何らかの異変があると疑うべきである．高齢者は感染症に罹患しやすいことからも，37.2℃以上であれば発熱状態と考える必要がある．

体温のパニック値は，38℃以上または35℃未満である．緊急事態の可能性が高いので，ドクターコールが必要である．

12 発熱時には体温以外のバイタルにも注意する

発熱を認めるときは，体温以外のほかのバイタルサインも連動して動くのが普通である．体温と脈拍はだいたい平行して動く．体温が1℃上がれば，脈拍は8～10回/分増加する．
敗血症では，発熱とともに呼吸数が通常30回/分以上に増加する．さらに，血圧が下がってきたら敗血症性ショックが疑われる．

39℃を超える発熱があり，脈拍数も100回/分程度あったケースで，治療によって熱は下がったのに脈拍が減少しない場合，病気の再発の危険性を秘めていることが考えられる．

2 形態計測

■何のために測定するか
- 身体の発育・栄養状態や体格の判定.
- 切断や障害などによる形態変化・異常の判定.
- 標準との比較,左右差の比較を行うことで,治療効果の判定,義肢・装具の製作,車椅子の処方・作成に役立てる.

■何を測るか
- 身長,体重,体格指数,皮脂厚,四肢長,断端長,周径.

身長

HOP 基本となる知識

測定の基本事項

- **器具**は,身長計またはメジャーを用いる.
- **測定法**:身長計を用いる場合は,裸足で30〜40°前方開角位で直立し,顎を引き,自然な直立姿勢とする.踵,殿部,背部の3点を尺柱に付け,床面より頭頂点までの垂直距離を測定する.頭は耳眼水平位をとる(図1).
  メジャーで測定する場合は,壁を背にした直立位をとり,直角定規を頭頂に当てて,床からの距離を測る.
- 単位はcmで,小数第1位まで記録する.
- **小児の場合**は,成長曲線を参考にする.

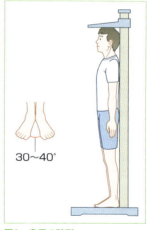

図1 身長の計測

測定時の注意点

- **日内変動**(1〜2cm)がある．測定は日内変動が少ない午前10時頃が望ましい．
- **起立不能者の場合**は，背臥位でメジャーを用いて測定する(**図2**)．
- **乳児の場合**は，乳児用身長計を用いる．背臥位で解剖学的基本肢位をとらせ，頭頂から足底の直線距離を測定する．
- **指極長**は，両手を水平に伸ばしたときの指端間の距離で，ほぼ身長に等しい(p.56参照)．

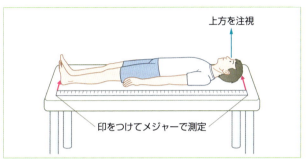

図2 背臥位での身長の測定

患者をベッド上で背臥位にし，上方をまっすぐに注視させる．頭頂部と踵基部に三角定規などをあてて，測定基準値をシーツ上に印をつける．この間の距離をメジャーで測定する．

STEP より理解を深めよう

本質を理解しよう

- 身長は身体発育の基本的な指標であり，体重などの割合から肥満度の指数を算出する基礎となる．
- 下肢切断者の義足の長さを決定する条件となる．
- 松葉杖の長さ(身長－41cm)を決める基準となる．

覚えておこう

- 夜間は体重負荷がないため，身長は朝には伸びていて，夕方になると縮む．

体重

HOP 基本となる知識

測定の基本事項

- **器具**は，体重計を用いる．
- **測定法：**静かに体重計に乗り，静止姿勢をとらせる．裸に近い条件で測る．できるだけ目盛りが安定しているときに測定する．
- 単位はkgで，小数第1位まで記録する．
- **小児の場合**は，成長曲線を参考にする．

測定時の注意点

- **日内変動**(1～2kg)がある．測定は日内変動が少ない午前10時頃が望ましい．
- 測定の1時間位前から飲食を避ける．また排尿・排便後に測定する．
- **体重計に乗れない場合**は，車椅子に乗ったまま測定できる体重計を用いる．測定後に車椅子の重さを差し引き，体重を求める．
- **着衣のまま測定する場合**は，衣服の重さを別に測り，測定後に衣服の重さを差し引く．
- **乳児の場合**は，乳児用の体重計を用いる．単位はgとする．

STEP より理解を深めよう

本質を理解しよう

- 栄養状態や発育状態の把握のほか，部分荷重歩行にも応用される．
- 体重は，病状，回復状況，運動量などが反映されることもあるので，周径と比較して経過を確認することも大切である．

測定のポイント

- 体重計を2つ並べて，それぞれに片足を乗せて立位をとらせることで，左右への体重負荷の状態を把握できる．

覚えておこう

- ダイエットなど意図的なものでない場合に，6か月以内の体重減少が10%以上あるときには，有意な体重減少があると認められ，積極的な栄養療法の適応となる．

体格指数

HOP 基本となる知識

算出の基本事項

- 身長と体重から算出する.
- **BMI**：臨床で最も用いられている. 体重〔kg〕/（身長〔m〕）^{2} で算出する（表1）. 標準値は22.0.
- **そのほかの体格指数**：ブローカ法, ケトレー指数, カウプ指数, ローレル指数, 丹治指数など.

表1　BMIの判定

18.5未満	低体重
18.5～25.0未満	普通体重
25.0～30.0未満	肥満1度
30.0～35.0未満	肥満2度
35.0～40.0未満	肥満3度
40.0以上	肥満4度

算出時の注意点

- BMIは外見的な肥満度を表す指標である. 体内に含まれる脂肪の割合を判定しているわけではない.
- 判定が標準でも, 脂肪の割合の高い「かくれ肥満」の恐れがある.「かくれ肥満」の発見は, 体重に占める脂肪の割合（体脂肪率）が測定できる体脂肪計によって可能である.

STEP より理解を深めよう

本質を理解しよう

- BMI 22.0は, 統計的に有病率や死亡率が最も低いことから, 標準的な体格とされている（図3）.
- BMI 25.0以上の肥満では, 高脂血症, 高血圧, 糖尿病などの生活習慣病にかかりやすくなる.

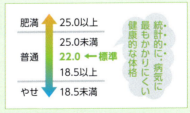

図3　BMIの判定基準

覚えておこう

- **BMI高値**：高中性脂肪血症, 脂肪肝, 胆石症, 糖尿病, 高血圧, 心臓疾患, 高尿酸血症, 痛風など.
- **BMI低値**：栄養不足, 免疫力低下, 甲状腺機能亢進症など.

皮脂厚

HOP 基本となる知識

体脂肪の多くは皮下脂肪に貯蔵されるため,皮脂厚が体脂肪として評価される.

測定の基本事項

- **器具**は,キャリパーを用いる.
- **測定法**は,2点法と3点法がある(**表2**, **図4**).

表2 皮脂厚測定

	測定部位
2点法	上腕背部(❶) 肩甲下部(❷)
3点法	上腕背部(❶) 肩甲下部(❷) 腹部(❸)

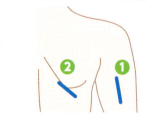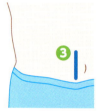

❶**上腕背部**:肩峰と肘頭の中間点で,つまむ方向は上腕長軸に平行.
❷**肩甲下部**:肩甲骨直下で,つまむ方向は肩甲内側縁に沿って脊柱に対して約45°.
❸**腹部**:臍の横で,つまむ方向は縦.

図4 皮脂厚の測定

- **判定法:** 下記の式から計算し(**表3**),判定する(**表4**).

表3 体脂肪率の計算方法

- **2点法**

成人男子	〔4.57÷{1.0913−0.00116×(上腕背部皮脂厚+肩甲下部皮脂厚)}−4.142〕×100
成人女子	〔4.57÷{1.0897−0.00133×(上腕背部皮脂厚+肩甲下部皮脂厚)}−4.142〕×100

- **3点法**

〔4.57÷{1.0935−0.00297×(上腕背部皮脂厚+肩甲下部皮脂厚+腹部皮脂厚)}−4.142〕×100

表4 体脂肪率の判定（％）

	男性	女性
低い	15未満	20未満
適正	15〜20未満	20〜25未満
やや高い	20〜25未満	25〜30未満
高い	25以上	30以上

測定時の注意点

- 見た目の痩せや肥満が，体脂肪率と相関していない場合もある．体格指数などと合わせて判断するのが望ましい．
- 測定は何度か繰り返し，読み取った数値を確かめて精度を高める．

STEP より理解を深めよう

測定のポイント

- 皮脂厚の測定では，皮膚のつまみ方や，キャリパーの当て方によって誤差が生じるため，同一キャリパーの使用，同一検者での測定が望ましい．

覚えておこう

- キャリパーによって測定した数値は，実際には皮下脂肪の厚さそのものではない．二重になった皮膚と皮下脂肪をキャリパーでつまんで圧縮された厚さを表している（図5）．

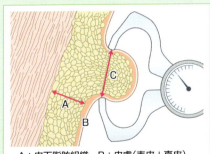

A：皮下脂肪組織　B：皮膚（表皮＋真皮）
C：キャリパーによるいわゆる皮脂厚

図5　皮下組織の模式図

（北川薫：体力テストの意義と限界 皮下脂肪厚測定．保健の科学 1988；30(6)：342-348.）

四肢長

HOP 基本となる知識

四肢長を測定することで,四肢の形態的な変化を把握できる.

測定の基本事項

- **器具**は,メジャーを用いる.
- **測定法:** 3回測定し,平均値を記録する(**図6**,**表5**).
- 単位はcmで,小数第1位まで記録する.臨床では誤差を考慮して0.5cm単位で記録する場合もある.
- 体幹に側屈や回旋がないかを確認する.四肢は左右対称で伸展位となるようにする.
- **拘縮がある場合**は,最大伸展位を保持して,その状態で測定する.

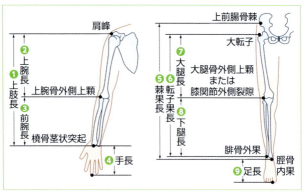

図6 四肢長の測定部位

表5 四肢長の測定方法

● 上肢

部位	測定方法
❶上肢長	肘関節伸展位，前腕回外位，手関節中間位で，肩峰外側端から橈骨茎状突起までの長さを測定
❷上腕長	肘関節伸展位，前腕回外位，手関節中間位で，肩峰外側端から上腕骨外側上顆までの長さを測定
❸前腕長	肘関節伸展位，前腕回外位，手関節中間位で，上腕骨外側上顆から橈骨茎状突起までの長さを測定
❹手長	肘関節伸展位，前腕回外位，手関節中間位で，橈骨茎状突起と尺骨茎状突起を結ぶ線の中点から第3指先端までの長さを測定

● 下肢

部位	測定方法
❺棘果長	骨盤水平位，両下肢伸展，股関節内外旋中間位で，上前腸骨棘から脛骨内果までの長さを測定

部位	測定方法
❻転子果長	骨盤水平位,両下肢伸展,股関節内外旋中間位で,大転子から腓骨外果までの長さを測定
❼大腿長	骨盤水平位,両下肢伸展,股関節内外旋中間位で,大転子から大腿骨外側上顆または膝関節外側裂隙までの長さを測定
❽下腿長	骨盤水平位,両下肢伸展,股関節内外旋中間位で,大腿骨外側上顆または膝関節外側裂隙から腓骨外果までの長さを測定
❾足長	骨盤水平位,両下肢伸展,股関節内外旋中間位,足関節底背屈中間位で,踵後端から第2趾または最も長い足趾までの長さを測定

測定時の注意点

- 誤差を最小限にするため,測定部位はできるだけ露出する.
- 誤差を少なくするために,測定点にメジャーを正確にあてる.
  一方の手でメジャーの先端側の0cm部を肩峰など中枢部の測定点で固定し,もう一方の手で橈骨茎状突起などの末梢部の測定点にあてて測定する.
- 測定値には拘縮などが影響するので,あらかじめ関節可動域を確認する.
- 測定点となるランドマーク(骨指標)を正確に同定することが重要である(p.61参照).このときに,患者の了解を得て,皮膚鉛筆でマークするとよい。

STEP ↗ より理解を深めよう

測定のポイント

- **左右差の比較**：肢節ごとに左右差を比較することで，関節拘縮，変形，骨折の転位，筋の短縮などを把握できる（表6）．

表6 各部位の左右差からわかること

部位	左右差からわかること
上肢長	肩関節から前腕末梢までの形態的な変化を意味する．肩関節脱臼，上腕骨骨折，肘関節拘縮，内・外反肘，前腕骨骨折などで認める
上腕長	上腕骨の骨折などで認める
前腕長	橈骨遠位端骨折などで認める
下肢長（棘果長・転子果長）	**棘果長に左右差を認め，転子果長に左右差がない場合**：内反股や外反股による大腿骨頭角の異常や大腿骨頸部骨折など，上前腸骨棘から大転子までの間（多くは股関節）の形態的な変化を示す **棘果長の左右差**：股関節から下腿までの形態上の問題，股関節脱臼，大腿骨頸部骨折，大腿骨骨幹部骨折，膝関節骨折，変形性膝関節症，外反・内反，膝下腿骨折などで起こる．股関節内転拘縮による骨盤の拳上や股関節外転拘縮による骨盤の下制がある場合の棘果長は，見かけ上の脚長差を認める（p.63参照）．前者では仮性短縮，後者では仮性延長が生じるが，実際の測定値では左右差を認めない **転子果長の左右差**：大腿骨大転子から下腿までの形態的な変化による．大腿骨転子下骨折，大腿骨骨折，膝関節骨折，膝関節拘縮，下腿骨骨折などで起こる
大腿長	大腿骨大転子から膝関節までの形態的な変化を意味する．大腿骨転子下骨折，大腿骨骨幹部骨折などで認める
下腿長	下腿骨骨折など膝関節から下腿までの形態上の問題で起こる

断端長

HOP 基本となる知識

断端長の測定は、義肢装着の際に必要となる.

測定の基本事項

- **測定部位**と**測定方法**を以下に記す(**図7**, **表7**).
- 下肢は基本的に立位で計測し、ソケット製作の参考にする.

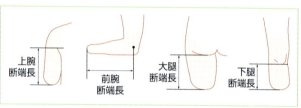

図7　断端長の測定部位

表7　断端長・実用長の測定方法

● 上肢

部位	測定方法
上腕断端長	腋窩下縁から断端先端までの長さを測定
前腕断端長	上腕骨内側上顆から断端先端までの長さを測定
上肢実用長*	健側上肢腋窩下縁から母指先端までの長さを測定

● 下肢

部位	測定方法
大腿断端長	股レベル**から断端先端までの長さを測定
下腿断端長	膝関節内側裂隙から断端先端までの長さを測定
下肢実用長*	健側股レベルから足底あるいは床面までの長さを測定

＊実用長：義肢の長さを決定する際の指標
＊＊股レベル：内ももの突きあたり部で、いわゆる股の付け根点をいう(**図8**).

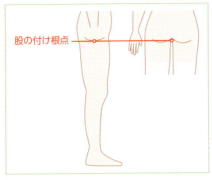

図8 股レベル

測定時の注意点

- **実用長の基準点**は，上腕切断では肩峰から，大腿切断では坐骨結節からなどと，教科書によって基準が異なっているが，現在はISO（国際標準化機構）が採用されており，本書ではそれにしたがった．
- **ISOの基準点**は，上肢は腋窩下線，上腕骨内側上顆，下肢は股レベル，膝関節内側裂隙である．
- **身体障害者診断書の実用長の測定**では，上腕は腋窩下線から，大腿は坐骨結節から測定したものが採用されている．

STEP より理解を深めよう

覚えておこう

- 断端の測定法は，AASO（米国整形外科学会）の基準点が使われたり，ISO（国際標準化機構）の基準点が使われたりと，国際的にも統一されていなかったが，現在はISOの使用が推奨されている[1]．

文献
1) 澤村誠志：切断と義肢．医歯薬出版；2009．p.102．

周径

①胸囲

HOP 基本となる知識

測定の基本事項

- **器具**は，メジャーを用いる．
- **体位**は，座位または立位で，上肢を体側に下垂させた姿勢にする．
- **測定法**：背側の肩甲骨下端と前面の乳頭を結ぶ胸部周囲の長さを，安静呼吸の呼気の終わりに測定する．
- 単位はcmで，小数第1位まで記録する．

測定時の注意点

- 肩を反らせたり，胸を張ったりせず，自然な姿勢で測定する．

STEP より理解を深めよう

本質を理解しよう

- 心臓や肺の大きさと関連するため，持久力など心肺機能を評価する際の参考となる．
- 安静呼吸の呼気時に測定する胸囲より，最大呼気時と最大吸気時との差（胸郭拡張差）が臨床では意味をもつ（p.65 7 参照）．

覚えておこう

- **胸郭拡張差**は，呼吸機能状態を把握する際の参考となる．
- **胸式呼吸**では，安静呼吸時と深呼吸時の胸郭拡張差はあまり認められない．

②腹囲

HOP 基本となる知識

測定の基本事項

- **体位**は,座位または立位で,上肢を体側に下垂させた姿勢にする.
- **測定法**:第12肋骨先端と腸骨稜の中間を通る水平線で最も細い部位を,安静呼吸の呼気の終わりに測定する.
- **メタボリックシンドロームの指標**:腹位が男性85cm,女性90cm以上になると,内臓脂肪蓄積の可能性が高くなるといわれている(表8).

表8 メタボリックシンドロームの診断基準

> <腹位>
> 男性85cm,女性90cm以上
>
> 上記に加え,以下の2つ以上が当てはまる場合,メタボリックシンドロームと診断される.
>
> 1. 中性脂肪150mg/dL以上
>   HDLコレステロール40mg/dL未満
>   のいずれかまたは両方
> 2. 最高(収縮期)血圧130mmHg以上
>   最低(拡張期)血圧85mmHg以上
>   のいずれかまたは両方
> 3. 空腹時血糖値110mg/dL以上

測定時の注意点

- 腹部は自分の意思で膨らませたり,凹ませたりできるため,どうしても正確性に問題が出てくる.できるだけ無意識下で測定できるようにする.
- 腹部を人目にさらすことに抵抗がある人も多いため,服の上から腹囲を測定して2cm引くという方法が採られることもある.

STEP より理解を深めよう

覚えておこう

- 腹囲は栄養状態のほか,消化器や泌尿器の内容物を反映する.

③四肢周径

HOP 基本となる知識

測定の基本事項

- **器具**は,メジャーを用いる.
- **測定法**:3回測定し,その平均値を記録する.メジャーは測定する肢節の長軸に対して,直角に当てる.
- 単位はcmで,小数第1位まで記録する.臨床では誤差を考慮して0.5cm単位で記録する場合もある.
- **測定部位と測定方法**を以下に示す(**図9,表9**).

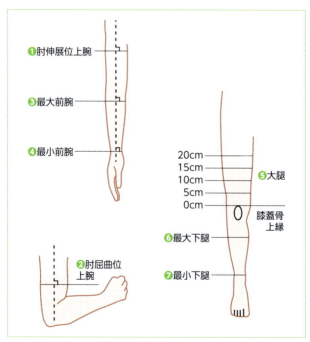

図9 四肢周径の測定部位

表9 四肢周径の測定方法

部位	測定方法
❶肘伸展位上腕	上肢を体側に付け，前腕回内位，肘関節伸展位で，上腕中央部の上腕二頭筋の最大膨隆部の長軸に直角にあてて測定
❷肘屈曲位上腕	上肢を体側に付け，上腕部に力こぶが出るように肘関節を力強く屈曲させた肢位で，上腕中央部の上腕二頭筋の最大隆起部の長軸に直角にあてて測定
❸最大前腕	上肢を体側に付け，肘関節伸展位，前腕回外位で，前腕近位側の最大隆起部の長軸に直角にあてて測定
❹最小前腕	上肢を体側に付け，肘関節伸展位，前腕回外位で，前腕遠位部の最小部にあてて測定
❺大腿	両下肢伸展位，股関節内外旋中間位で，膝蓋骨上縁および膝蓋骨上縁5cm，10cm，15cmの各部位にあてて測定
❻最大下腿	膝軽度屈曲位，股関節内外旋中間位で，下腿の最大隆起部(腓腹筋最大部)にあてて測定
❼最小下腿	膝軽度屈曲位，股関節内外旋中間位で，内果，外果の直上で最も細い部位にあてて測定

2 形態計測　周径

測定時の注意点

- 測定者間の誤差が大きくなりやすいため，同一検者が測定するのが望ましい．
- メジャーと皮膚との間に間隙がないようにする．
- 事前に測定点を確認し，必要ならば皮膚鉛筆でマークを付ける．

STEP より理解を深めよう

本質を理解しよう

- 筋の発達状態，筋力増強の把握，筋萎縮の程度，皮脂厚，浮腫や腫脹の程度，骨の発達状態などが評価できる．
- 栄養状態が悪いと体幹や四肢は痩せるため，四肢周径が小さくなる．

測定のポイント

上腕周径

- 上腕周径は肘伸展位で測定するのが一般的だが，肘屈曲位との差を比べることで，主に上腕二頭筋の筋萎縮の程度を評価できる．
- 上腕周径は最大膨隆部を測定するが，上腕近位部になるほど周径が大きくなる．これは，三角筋筋腹も測定しているからである．上腕の最大周径ではあくまで上腕二頭筋の最大部を測定する．

前腕周径

- 最大前腕周径の計測では，高齢者の場合，前腕近位部は骨が突出していることがある．このようなときには，前腕の筋の最大周囲を測定する．

大腿周径

- 大腿周径の膝蓋骨上縁の測定は，関節水腫や関節腫脹などが把握できる．膝蓋骨上縁5cmの計測では大腿四頭筋の内側広筋，同様に10cmでは外側広筋，15cmでは大腿の筋全体の発達程度を知ることができる．
- 大腿周径は一般的に，膝蓋骨上縁から近位部にいくに従って大きくなるが，高齢者では大腿四頭筋の萎縮などによって膝関節部のほうが大きいことがある．

- 膝関節に屈曲拘縮がある場合は，その旨を記載する．膝蓋骨上縁の位置の変化を確認し，左右の膝関節角度を同じにし，マークを付けるなどして同じ位置で測定する．

下腿周径

- 下腿周径の最大周径は下腿筋の発達程度を，最小周径は下腿骨の発達度合や浮腫の程度を，それぞれ知ることができる．
- 浮腫が認められる患者では，朝より夕方に，下腿遠位部の周径が大きくなる（日内変動）．
- 深部静脈血栓症の早期発見には，定期的な測定が有効である．

覚えておこう

- 筋の膨隆していない部位の測定は，**骨の太さの把握**に応用できる．
- 痛みのために筋力テストができないときや，意識状態などによりコミュニケーションが取れないときには，四肢周径は**筋力の程度を知る**材料となる．
- 炎症所見のひとつに腫脹があるが，四肢周径は**急性期の炎症の参考**になる．
- 腎疾患や心疾患では浮腫がよくみられるが，**浮腫の程度の把握**に応用できる．

MEMO

④断端周径

HOP 基本となる知識

断端の浮腫,成熟状態やソケットとの適合状態を知るために測定する.

測定の基本事項
- **測定法**を以下に示す(**表10**).
- **日内変化**があるため,午前と午後の2回測定する.測定は毎回同時刻に行う.

表10 測定法

対象・部位	測定方法
上腕切断者の上腕	腋窩下縁から2.5cm間隔で断端先端までを測定
前腕切断者の前腕	上腕骨外側上顆から2.5cm間隔で断端先端までを測定
大腿切断者の大腿	坐骨結節から5cm間隔で断端先端までを測定
下腿切断者の下腿	膝蓋腱中央点または膝関節外側裂隙から5cm間隔で断端先端までを測定

測定時の注意点
- **測定の間隔**は,長断端で粗く(3cm・5cm),短断端で細かく(1cm・2cm)なる場合がある.

STEP より理解を深めよう

覚えておこう
- 断端の成熟度を把握し,ソケット作成時期の判断の指標とする.
- **断端の成熟**:日内変化が10mm以下で,測定値も1週間ほど同一であれば,断端が成熟したとみなすことができる.
- 断端周径は義足歩行を長時間続けていると,徐々に減少していく傾向がある.
- **透析患者**などは断端周径の変動が大きい.

MEMO

JUMP 実践で使えるスキルを身につけよう

1 立位で測定できない患者の身長をどう求めるか？

立位不能・両下肢切断者などの場合

立位不能なケースや両下肢切断者などで身長が測定できない場合や，胸椎や腰椎に変形のある高齢者の場合には，両肘伸展位で上肢を左右水平に広げ(肩関節外転90度)，両手の中指先端間の距離(指極長)を測定することで，代用できる(図10).
指極長を正確に測定するには，マルチン式人体測定器(図11)などの指極測定器を用いる．不動定規を一側の中指の先端に設定し，ついで他側の中指の先端で移動定規を上肢の伸展とともに押し開いて測定する．測定器具がない場合には，長い棒などで代用してもよい．

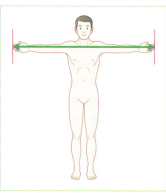

図10 身長が測定できない場合の代用法

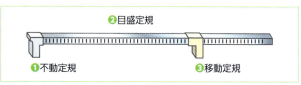

図11 マルチン式人体測定器

両上肢を水平に広げることができない場合には，一側上肢の胸骨柄上縁の中心から中指先端間の距離を2倍してもよい．

円背（高度な脊椎前彎）などがみられる場合

立位不能なケースだけでなく，脊椎前彎が高度なケースなどでは，膝高から身長を予測する方法が応用できる．

膝高とは，膝関節90度，足関節0度に保った状態での大腿前面から足底までの距離である（図12）．この距離から下記の換算式を用いて身長を推定する（表11）．

表11 Knee-Height法による身長予測式

```
男性＝64.02＋（2.12×膝高(cm)）－（0.07×年齢）
女性＝77.88＋（1.77×膝高(cm)）－（0.10×年齢）
```

(内山里美ほか：身長計測の実際―身長・体重，上腕周囲長・皮下脂肪厚の測定方法．臨床栄養 2005；107：394-398.)

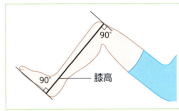

専用のキャリパーで測定する（図13）のが理想的だが，巻尺で代用してもよい．

図12 膝高の測定

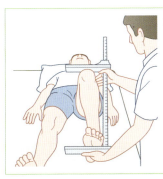

測定する踵部底にキャリパーを固定し，移動ブレードは膝よりも5cmほど上げ，膝高計のシャフトが下腿の長軸に沿い，足関節の外果を通っていることを確認する．それから，移動ブレードを短縮させて，大腿部の皮膚を若干圧迫する程度に密着し固定して測定する．

図13 キャリパーによる測定法

わずかな測定誤差が大きな予測値の誤差になるので，膝高の測定は注意が必要である．

2 四肢切断者の実体重をどう求めるか？

切断などがある場合の本来の体重(実体重)は，総体重に対する身体各部位の％体重により補正して得ることができる(図14，表12)．換算式は下記の通りである．

実体重＝体重(kg)×(1＋体重補正(％)÷100)

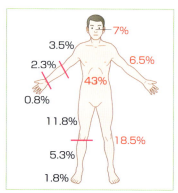

図14 身体各部位の％体重

表12 体重補正表

部位	内容	補正値(％)
上肢	上肢全体(切断部位：肩関節)	6.5
	肘以下(切断部位：肘関節)	3.1
	手・手指(切断部位：手関節)	0.8
下肢	下肢全体(切断部位：股関節)	18.5
	膝以下(切断部位：膝関節)	7.1
	足(切断部位：足関節)	1.8

 四肢切断者のBMIによる体格指数は，体重補正した場合としない場合では異なる．

3 寝たきりの患者の体重をどう求めるか？

車椅子に移乗が困難な寝たきり患者などの場合，Knee-Height法による体重予測式（**表13**）が応用できる．

表13 Knee-Height法による体重予測式

男性＝（1.01×膝高（cm））＋（上腕周径（cm）×2.03）＋（上腕背部皮脂厚（mm）×0.46）＋（年齢×0.01）－49.37
女性＝（1.24×膝高（cm））＋（上腕周径（cm）×1.21）＋（上腕背部皮脂厚（mm）×0.33）＋（年齢×0.07）－44.43

（内山里美ほか：身長計測の実際—身長・体重，上腕周囲長・皮下脂肪厚の測定方法．臨床栄養 2005；107：394-398．）

4 高齢者のBMIをどう捉えるか？

過体重より低体重でのリスクが高い

近年の統計によると，75歳以上の高齢者の場合，BMI 18あたりが健康寿命や介護予防の観点からもリスクが高いことがわかってきた．したがって高齢者の場合，過体重や肥満はもちろんだが，低体重のリスクについて，より考慮する必要がある．

高齢者では加齢とともに身長の短縮が起こるため，BMIが上昇する傾向にあることも知っておこう！

高齢者のBMIは"高めがよい"は本当？

高齢者では，BMIはやや高めのほうが健康状態はよく，死亡率も低いという見方があり，過体重であることが過大評価されることがある．しかし，一般的に高齢者では，除脂肪体重が減少し，筋肉量も減ってしまうことを考慮するべきである．

高齢者ではBMIを体脂肪の指標とするのが不適当なことも多い．

5 皮脂厚を正確に測定するためのポイント

キャリパーは，つまむ圧力が一定圧になるようにして測定する（図15）．通常は一定基準圧の10g/mm^{2}がかかるようになっている．

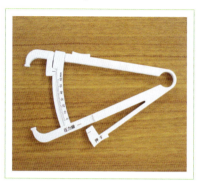

図15　キャリパー

測定点を同定したら，それよりも1cm離れたところを深く，十分につまみ上げる．続けて測定点をキャリパーではさみ，一定圧がかかったことを確認したら，すぐに測定値を読み取る（図16）．
測定は何度か行って，数値を確かめるようにする．

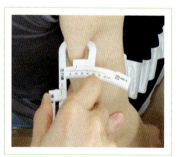

図16　キャリパーによる皮脂厚の計測

測定部位である上腕背部，肩甲下部，腹部のうち，腹部は脂肪層の分布が一様でないことから，誤差が大きくなりやすい．

6 四肢長を正確に測定するためのポイント

正しい触診部位を把握する

四肢長を正確に測定するには，ランドマーク（骨指標）の触診（表14）が大切になる．

姿勢を全体的に観察し，左右差までを予測してから，骨の隆起部を触診する．

骨のランドマークが確認できるようになると，骨のアライメントはもちろん，筋肉も同定できるようになる．

触診をする際には，患者の同意を得てから行うことは言うまでもない．

表14 ランドマーク（骨指標）の触診部位と触診のポイント

● 上肢

部位	触診のポイント
肩峰	肩の外側後方から触診するとわかりやすい．前方からの触診は大結節との区別がつきにくい
上腕骨外側上顆	肘関節を屈曲した際に，上腕骨下端で，外側の最大突出部で触診できる
橈骨茎状突起	前腕の外側（母指側）の突起である．手関節を尺屈した際に突出する舟状骨と区別する

● 下肢

部位	触診のポイント
上前腸骨棘	腸骨稜の最前部の突出部で触診できる
大腿骨大転子	大腿外側の上部にある大きな骨隆起部である．股関節を内旋させると大転子は前方へ，外旋させると後方に移動するのでわかりやすくなる
大腿骨外側上顆	大腿外側を下方に触診した際に触れる突起部で，膝関節を軽く屈曲するとわかりやすい
膝関節外側裂隙	大腿骨外側上顆のすぐ下の陥凹部で，膝の屈伸で裂隙を確認しやすい．また膝屈曲位にして膝蓋骨下端を基準に外側に触診するとわかりやすい
脛骨内果	脛骨遠位端の突出部で，外果よりも前方に位置する
腓骨外果	腓骨遠位端の突出部である

触診部位の基点を一定にする方法

ランドマークの触診では最も突出している部分を探して行われる（図17）ことが多いが，この方法は測定のたびに基点がずれることがあり，正確性に欠くようである．

突出部の上端・中央・下端のどこを基準にするか統一しておくことが重要だが，図18のように末梢から中枢に向かって母指を滑らせて最初に触れる部分を基点とすると「ずれ」が少なくなり，精度が増す．

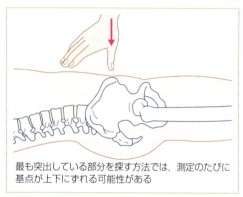

最も突出している部分を探す方法では，測定のたびに基点が上下にずれる可能性がある

図17　一般的なランドマーク（骨指標）の触診法

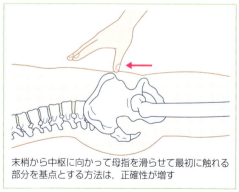

末梢から中枢に向かって母指を滑らせて最初に触れる部分を基点とする方法は，正確性が増す

図18　末梢から触診して基点を求める方法

脚長差の確認法　①：脛骨内果の位置の観察

脚長差の確認法として，**図19**のように脛骨内果の位置を観察する方法がある．

この確認によって脚長差が認められる場合に，股関節が外転または内転して左右の骨盤の高さにずれが生じていると，みかけ上は下肢が短縮または延長することになる（**図20**）．

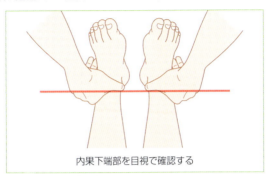

内果下端部を目視で確認する

図19　下肢長の確認法

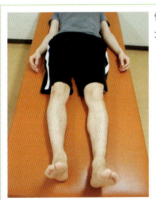

骨盤傾斜（右骨盤の挙上）によりみかけ上，右下肢が短縮して見える．

図20　みかけ上の脚長差

> 骨自体の長さには差がなくても，骨盤の傾斜，股関節の可動域制限，腰椎側彎などがあると，みかけ上の脚長差を認める．

脚長差の確認法②：上前腸骨棘の高さの比較

立位で左右の上前腸骨棘の高さを比較する方法もある（図21）．脚長差が認められたときには，短縮している下肢の足底部に薄い板や雑誌などを差し込み，上前腸骨棘が水平になるようにする（図22）．脚長差が3cm以上あれば補高装具が必要とされることが多い．

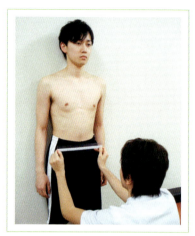

図21　左右の上前腸骨棘の高さの比較

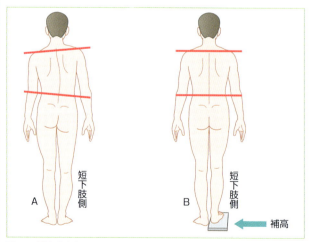

図22　補高前（A）と補高後（B）の骨盤の高さの左右差

7 周径データの応用例：胸郭拡張差の測定

胸郭可動域を測定する方法として，胸郭拡張差（最大吸気時と最大呼気時の周径の差）が採用されている．

測定部位は，腋窩部，剣状突起部，第10肋骨部である（図23）．成人の胸郭拡張差の標準値は5cm以上とされている．胸郭拡張差が小さい場合，主に拘束性換気障害の可能性が考えられるが，閉塞性換気障害でも認める．

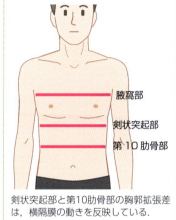

剣状突起部と第10肋骨部の胸郭拡張差は，横隔膜の動きを反映している．

図23 胸郭可動域の測定部位

COPD患者の第10肋骨部の胸郭拡張差は，呼吸機能や呼吸困難との関係が強い．

8 腹囲とBMIの関連

腹囲は故意に腹をへこませると，かなりの誤差が生じる．
BMIが27kg/m^{2}以上なのに腹囲が85cm未満の場合は腹をへこませている可能性があり，BMIが28kg/m^{2}以上の場合には，その可能性が極めて高い[1]といわれている．

腹囲測定値の精度は低いので，個人の内臓脂肪の変動を把握することは困難である．

9 四肢周径の測定で精度を高めるポイント

左右差の比較

四肢周径の計測では,健側も必ず測定し,左右を比較する.
左右差の比較では,測定点が左右とも同じ高さであることが重要である.そのため,測定する位置に印を付け(図24),視覚的に左右が同位置であることを確認してから測定すると精度が増す.

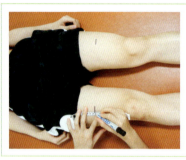

測定する位置に印をつけて,視覚的に左右が同じ位置であるかを確認する.

図24 測定部位へのマーキング

メジャーの締め付けを一定にする方法

測定のたびにメジャーの締め付けの程度が変化すると正確性に欠けるため,締め付けの程度を常に一定にする必要がある.
そのためには,測定部位をまずメジャーで締め付けてから,徐々に緩め,緩みが止まったところで測定すると,締め付けの程度は一定になりやすい(図25).

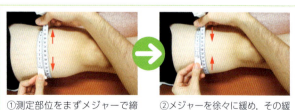

①測定部位をまずメジャーで締め付ける.

②メジャーを徐々に緩め,その緩みが止まったところで測定する.

図25 四肢周径のメジャーでの測定方法

10 断端周径の測定とコンプレッション値

断端では筋肉を最大収縮させたときの周径を測定しておくと，大腿義足の吸着式ソケットのコンプレッション値を決定する際の目安になる．大腿義足の吸着式ソケット内の周径は，断端の周径より小さくする（コンプレッション値）（図26）．それにより断端の軟部組織を適度に圧迫させることで，ソケット内面と断端表面との間に吸着作用が生じ，自己懸垂作用が生まれる．

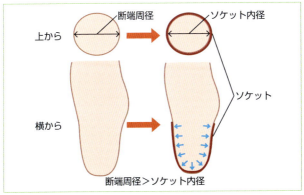

図26　断端周径とソケット内径

コンプレッション値は坐骨支持面の高さより下に行くほど小さくなる．断端長や軟部組織の硬さによっても異なってくる．一般に，断端が軟らかいとコンプレッション値は大きくなり，硬いと小さくなる．

評価の精度を高めるには，常に同一条件となる測定法の意識が重要！

文献
1）和田高士，林真由理：理学的所見；身長，体重，腹囲，血圧．検査と技術 2007；35（増刊号）：1168-1173．

3 関節可動域測定(ROM-T)

■何のために測定するか
- 運動障害の原因や程度を知り,治療法の検討や治療効果を測定.

■何を測るか
- 関節可動域(ROM:Range of Motion).

■どこを測るか
- 上肢,手指,下肢,体幹,顎関節.
- 健側と患側,左右差の比較.

■使用する器機
- 角度計(ゴニオメーター,図1)

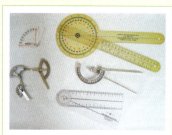

図1 角度計(ゴニオメーター)

HOP 基本となる知識

測定の基本事項

- **可動域**とは,基本軸と移動軸のなす角度である.
- 解剖学的肢位にある体幹・四肢の諸関節の状態を0°と規定している.ただし前腕・手掌面が矢状面にある状態(『気をつけ』の姿勢)を0°とし,肩関節の水平屈曲(水平内転)と水平伸展(水平外転)では,外転90°位を0°としている.また,解剖学的肢位に至らない関節は,マイナス(−)で表記する.
- 得られた角度は,参考可動域と比較するとともに,左右差を確認したり,経時的変化で捉えたりすることが治療において重要となる.
- **参考可動域**:関節可動域は,年齢,性別,体格,生活習慣などによって異なるため,正常値ではなく,あくまで目安の参考可動域が示されている(p.70~74参照).

- **器機**は，角度計を用いる．
  角度計は，十分な長さの柄がついているものを使用する．角度計に目の高さを合わせて角度を読み取る．通常は5°刻みで測定する．
- **測定法**：基本軸を正しくとり，固定を十分に行う．
  角度計と関節軸をよく一致させる．基本軸と移動軸の交点に角度計の軸を合わせる．
- **測定回数**：角度計は動かす前と後で合計2回あてて，測定する．
- **姿勢**：最大可動域が得られるよう，患者には安定した姿勢をとらせる．
- **姿勢の変更**は必要最小限として，疲労させないようにする．
- 他動運動を原則とするが，自動運動が有効な場合もある．
- 正常可動域，角度計のあて方，注意事項は日本整形外科学会・日本リハビリテーション医学会による「関節可動域表示ならびに測定法」による．

運動の基本面と関節運動

- **運動の基本面**には，身体を左右に分けた矢状面，前後に分けた前額面，上下で分けた水平面がある（**図2**）
- **矢状面上の動き**では，関節が曲がる動きを屈曲，伸びる動きを伸展という．
- **前額面上の動き**では，体幹の正中線から離れる動きを外転，体幹の正中線に近づく動きを内転という．
- **水平面上の動き**では，体幹の正中線から外に回る動きを外旋，体幹の正中線のほうに回る動きを内旋という．

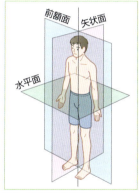

図2 運動の基本面

- **回旋運動**：頸部と胸部の回旋，肩関節の外旋・内旋，前腕の回外・回内，股関節の外旋・内旋は，基本肢位の軸を中心とした回旋運動である．
- **複合運動**：足部の内がえし・外がえし，母指の対立は複合運動である．

> ⚠️ **注意** ＊**内反・外反**という用語は足部の変形を意味するものであり，関節運動の名称としては使用しないのが一般的である．

測定時の注意点

- 測定法などについて，十分にオリエンテーションを行う．
- 測定部位を十分露出する．また，患者をリラックスさせる（個室や更衣室が必要な場合もある）．
- **二関節筋**はその影響を十分に考慮し，通常除いた姿勢で測定する．
- **関節痛のある場合**は，痛みの範囲を記録する．また痛みによる可動域制限では「膝関節90°P」（PはPainの頭文字）のように表記する．
- **筋緊張亢進がある場合**は，伸張速度，姿勢，肢位等により可動域が変化するので注意する．

参考可動域

● 上肢測定

部位名	運動方向	参考可動域角度	基本軸	移動軸	測定部位および注意点	参考図
肩甲帯 shoulder girdle	屈曲 flexion	20	両側の肩峰を結ぶ線	頭頂と肩峰を結ぶ線		
	伸展 extension	20				
	挙上 elevation	20	両側の肩峰を結ぶ線	肩峰と胸骨上縁を結ぶ線	背面から測定する	
	引き下げ（下制） depression	10				
肩 shoulder （肩甲帯の動きを含む）	屈曲（前方挙上） forward flexion	180	肩峰を通る床への垂直線（立位または座位）	上腕骨	前腕は中間位とする 体幹が動かないように固定する 脊柱が前後屈しないように注意する	
	伸展（後方挙上） backward extension	50				
	外転（側方挙上） abduction	180	肩峰を通る床への垂直線（立位または座位）	上腕骨	体幹の側屈が起こらないように，90°以上になったら前腕を回外することを原則とする →［その他の検査法］参照	
	内転 adduction	0				
	外旋 external rotation	60	肘を通る前額面への垂直線	尺骨	上腕を体幹に接して，肘関節を前方90°に屈曲した肢位で行う 前腕は中間位とする →［その他の検査法］参照	
	内旋 internal rotation	80				
	水平屈曲 horizontal flexion (adduction)	135	肩峰を通る矢状面への垂直線	上腕骨	肩関節を90°外転位とする	
	水平伸展 horizontal extension (abduction)	30				

部位名	運動方向	参考可動域角度	基本軸	移動軸	測定部位および注意点	参考図
肘 elbow	屈曲 flexion	145	上腕骨	橈骨	前腕は回外位とする	
	伸展 extension	5				
前腕 forearm	回内 pronation	90	上腕骨	手指を伸展した手掌面	肩の回旋が入らないように肘を90°に屈曲する	
	回外 supination	90				
手 wrist	屈曲(掌屈) flexion (palmar flexion)	90	橈骨	第2中手骨	前腕は中間位とする	
	伸展(背屈) extension (dorsiflexion)	70				
	橈屈 radial deviation	25	前腕の中央線	第3中手骨	前腕を回内位で行う	
	尺屈 ulnar deviation	55				

● 手指測定

部位名	運動方向	参考可動域角度	基本軸	移動軸	測定部位および注意点	参考図
母指 thumb	橈側外転 radial abduction	60	示指(橈骨の延長上)	母指	運動は手掌面とする 以下の手指の運動は,原則として手指の背側に角度計をあてる	
	尺側内転 ulnar adduction	0				
	掌側外転 palmar abduction	90			運動は手掌面に直角な面とする	
	掌側内転 palmar adduction	0				
	屈曲(MCP) flexion	60	第1中手骨	第1基節骨		
	伸展(MCP) extension	10				
	屈曲(IP) flexion	80	第1基節骨	第1末節骨		
	伸展(IP) extension	10				
指 fingers	屈曲(MCP) flexion	90	第2〜5中手骨	第2〜5基節骨	→[その他の検査法]参照	
	伸展(MCP) extension	45				

部位名	運動方向	参考可動域角度	基本軸	移動軸	測定部位および注意点	参考図
指 fingers (つづき)	屈曲(PIP) flexion	100	第2〜5基節骨	第2〜5中節骨	→[その他の検査法]参照	
	伸展(PIP) extension	0				
	屈曲(DIP) flexion	80	第2〜5中節骨	第2〜5末節骨	DIPは10°の過伸展をとりうる	
	伸展(DIP) extension	0				
	外転 abduction		第3中手骨延長線	第2, 4, 5指軸	中指の運動は橈側外転,尺側外転とする →[その他の検査法]参照	
	内転 adduction					

● 下肢測定

部位名	運動方向	参考可動域角度	基本軸	移動軸	測定部位および注意点	参考図
股 hip	屈曲 flexion	125	体幹と平行な線	大腿骨(大転子と大腿骨外顆の中心を結ぶ線)	骨盤と脊柱を十分に固定する 屈曲は背臥位、膝関節屈曲位で行う 伸展は腹臥位、膝関節伸展位で行う	
	伸展 extension	15				
	外転 abduction	45	両側の上前腸骨棘を結ぶ線への垂直線	大腿中央線(上前腸骨棘より膝蓋骨中心を結ぶ線)	背臥位で骨盤を固定する 下肢は外旋しないようにする 内転の場合は,反対側の下肢を屈曲挙上してその下を通して内転させる	
	内転 adduction	20				
	外旋 external rotation	45	膝蓋骨より下ろした垂直線	下腿中央線(膝蓋骨中心より足関節内外果中央を結ぶ線)	背臥位で,股関節と膝関節を90°屈曲位にして行う 骨盤の代償を少なくする	
	内旋 internal rotation	45				
膝 knee	屈曲 flexion	130	大腿骨	腓骨(腓骨頭と外果を結ぶ線)	屈曲は股関節を屈曲位で行う	
	伸展 extension	0				
足 ankle	屈曲(底屈) flexion (plantar flexion)	45	腓骨への垂直線	第5中足骨	膝関節を屈曲位で行う	
	伸展(背屈) extension (dorsiflexion)	20				
足部 foot	外がえし eversion	20	下腿軸への垂直線	足底面	膝関節を屈曲位で行う	
	内がえし inversion	30				
	外転 abduction	10	第1, 第2中足骨の間の中央線	同左	足底で足の外縁または内縁で行うこともある	
	内転 adduction	20				

部位名	運動方向	参考可動域角度	基本軸	移動軸	測定部位および注意点	参考図
母指(趾) great toe	屈曲(MTP) flexion	35	第1中足骨	第1基節骨		
	伸展(MTP) extension	60				
	屈曲(IP) flexion	60	第1基節骨	第1末節骨		
	伸展(IP) extension	0				
足指 toes	屈曲(MTP) flexion	35	第2〜5中足骨	第2〜5基節骨		
	伸展(MTP) extension	40				
	屈曲(PIP) flexion	35	第2〜5基節骨	第2〜5中節骨		
	伸展(PIP) extension	0				
	屈曲(DIP) flexion	50	第2〜5中節骨	第2〜5末節骨		
	伸展(DIP) extension	0				

● 体幹測定

部位名	運動方向		参考可動域角度	基本軸	移動軸	測定部位および注意点	参考図
頸部 cervical spines	屈曲(前屈) flexion		60	肩峰を通る床への垂直線	外耳孔と頭頂を結ぶ線	頭部体幹の側面で行う原則として腰かけ座位とする	
	伸展(後屈) extension		50				
	回旋 rotation	左回旋	60	両側の肩峰を結ぶ線への垂直線	鼻梁と後頭結節を結ぶ線	腰かけ座位で行う	
		右回旋	60				
	側屈 lateral bending	左側屈	50	第7頸椎棘突起と第1仙椎の棘突起を結ぶ線	頭頂と第7頸椎棘突起を結ぶ線	体幹の背面で行う腰かけ座位とする	
		右側屈	50				
胸腰部 thoracic and lumbar spines	屈曲(前屈) flexion		45	仙骨後面	第1胸椎棘突起と第5腰椎棘突起を結ぶ線	体幹側面より行う立位,腰かけ座位または側臥位で行う股関節の運動が入らないように行う→[その他の検査法]参照	
	伸展(後屈) extension		30				
	回旋 rotation	左回旋	40	両側の後上腸骨棘を結ぶ線	両側の肩峰を結ぶ線	座位で骨盤を固定して行う	
		右回旋	40				
	側屈 lateral bending	左側屈	50	ヤコビー(Jacoby)線の中点にたてた垂直線	第1胸椎棘突起と第5腰椎棘突起を結ぶ線	体幹の背面で行う腰かけ座位または立位で行う	
		右側屈	50				

● その他の検査法

部位名	運動方向	参考可動域角度	基本軸	移動軸	測定部位および注意点	参考図
肩 shoulder（肩甲骨の動きを含む）	外旋 external rotation	90	肘を通る前額面への垂直線	尺骨	前腕は中間位とする 肩関節は90°外転し，かつ肘関節は90°屈曲した肢位で行う	
	内旋 internal rotation	70				
	内転 adduction	75	肩峰を通る床への垂直線	上腕骨	20°または45°肩関節屈曲位で行う 立位で行う	
母指 thumb	対立 opposition	母指先端と小指基部(または先端)との距離(cm)で表示する				
指 fingers	外転 abduction		第3中手骨延長線	第2, 4, 5指	中指先端と2, 4, 5指先端との距離(cm)で表示する	
	内転 adduction					
	屈曲 flexion				指尖と近位手掌皮線(proximal palmar crease)または遠位手掌皮線(distal palmar crease)との距離(cm)で表示する	
胸腰部 thoracic and lumbar spines	屈曲 flexion				最大屈曲は，指先と床との間の距離(cm)で表示する	

● 顎関節計測

顎関節 temporomandibular joint	●開口位で上顎の正中線で上歯と下歯の先端との間の距離(cm)で表示する ●左右偏位(lateral deviation)は上顎の正中線を軸として下歯列の動きの距離を左右ともcmで表示する ●参考値は上下第1切歯列対向縁線間の距離5.0cm，左右偏位は1.0cmである

(日本整形外科学会身体障害委員会，日本リハビリテーション医学会評価基準委員会：関節可動域表示ならびに測定法〔平成7年2月改訂〕．1995.)

MEMO

STEP より理解を深めよう

本質を理解しよう

- 関節可動域を的確に測定するためには，測定者－患者間での緊張を取り除いた良好な関係が必要になる．したがってコミュニケーションは必須の要件となる．
- 測定結果の活用という観点からは，臨床応用的には，必ずしもすべての項目を教科書どおりに測定する必要はない．測定がアセスメントに有意義であるかということと，その部位の測定のリスクあるいは困難さを，天秤にかけて判断することも重要である．
- 関節可動域測定は，患者へのボディタッチが発生する．そのため軸心などを必要以上に検索することは患者に不快感や緊張を与える可能性があるので，注意が必要である．

> **⚠注意** ボディタッチを行いながら測定するということは，そのボディタッチに，測定以外の目的を追加することも可能ということである．目的や方法を説明し同意を得て，不安を与えないようにすることで，測定しつつ，筋緊張を解くこともできる．

測定のポイント

- すぐに角度計を身体に合わせるのではなく，測定関節を事前にゆっくりと自動運動させて可動範囲を予測してから測定するとよい．
- 30°，45°，60°，90°などは，これまで三角定規（図3）などで視覚的になじんでおり，角度計を用いなくても予測がつく．角度計に慣れていない初心者はむしろ目測のほうが正確なことさえある．

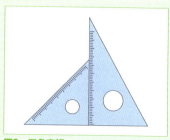

図3 三角定規

- 目測により関節角度を予想してから，軸心，基本軸，移動軸をしっかりと身体に合わせて角度計で測定することを繰り返すことで，目測により予想した角度の検証として，角度計が使えるようになる．

> ⚠️ **注意** ＊**関節を圧迫**して運動を妨げないようにする．身体には軽く触れる程度とするとよい．
> ＊**代償運動**が起こりそうな場合は，自分の脚などを使って固定し，起こらないようにする．

覚えておこう

end-feelについて

- 検者がこれ以上可動範囲を広げることは不可能と感じる抵抗感をend-feelという（p.133「5.痛みの評価」**表12**参照）．他動的な関節可動域では，このend-feelを感じ取ろう．
- end-feelの感覚は可動域制限の要因を把握するために有効であり，治療の指標となる．
- **end-feelがある場合**，軟部組織によるものか，骨性なのかを，弾力性によって判断する．軟部組織によるものは柔らかい弾力性，骨性の場合は固い弾力性を感じ取ることができる．
- **関節痛や筋肉痛がある場合**は，最終域まで運動が行われていないためend-feelを感じないのが特徴となる．この際，どの角度で，どの部位に痛みが出たかを確認しよう．
- **関節包パターン**：関節包の短縮，線維化，癒着などによりend-feelは固くなり，関節包由来の可動域制限を認めることになる．制限される運動方向のパターンを関節包パターンという（**表1**）．

表1　関節包パターン

肩関節	外旋→外転→内旋→屈曲
肘関節	屈曲→伸展
手関節	全可動域
股関節	制限の順は変化（内旋が強いことあり）
膝関節	屈曲→伸展
足関節	背屈→底屈

左から順に制限をきたしやすい．股関節では屈曲・外転・内旋が通常もっとも制限されることが多い．

JUMP 実践で使えるスキルを身につけよう

1 間違いやすい「回内」と「回外」

"間違えやすい"足関節の動きとして，踵骨を後方からみたときの位置変化で，小趾側の底面が引き上がる「回内」と，母趾側の底面が引き上がる「回外」があるが（図4），回内の「内」，回外の「外」から，内がえしの「内」，外がえしの「外」を連想するのか，これを「内がえし」と「外がえし」と混乱することが多くみられるので注意しよう（図5）．
中間位から手掌を下に向けると回内，上に向けると回外である．この動きに足の動きを連動させるとよい．

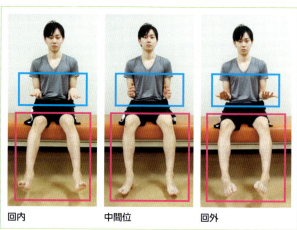

図4 回内・中間位・回外

 前腕の動きの回内・回外と同様に考えると理解しやすい！

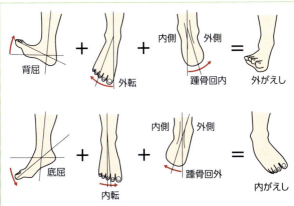

「外がえし」は背屈・外転・踵骨回内の組み合わせ，「内がえし」は底屈・内転・踵骨回外の組み合わせの動きである．

図5　足関節の外がえしと内がえし

2 肩関節屈曲の測定時の注意

肩関節の屈曲を測定しようとして, 患者に上肢を挙げるよう指示したら, **図6**のようになった.
この場合に肩関節屈曲の測定は, どのようにするか? このままの状態で, 角度計をあてて測定してはいないだろうか?

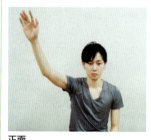
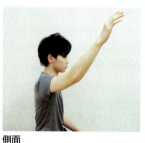

正面　　　　　　　　　　側面

図6

正解は…

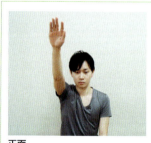
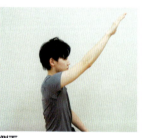

正面　　　　　　　　　　側面

図7

図7のように矢状面上の動きで肩関節の屈曲を測定する必要がある.

関節可動域の測定では, 基本面を基準にして測定することが大切. それが, 誤差の解消にもつながる.

3 測定の前にスクリーニングを行う

可動域制限があるかどうかをみるときに、いきなり角度計をあてて測定するのではなく、まずは左右差を比較することが大切である。そのためには、スクリーニングにより制限の有無を確認する。図8は肩関節の屈曲と肩関節の外転を患者に指示したものである。これらから、どちらに、どの程度制限があるか予想がつくだろう。

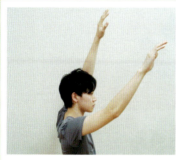

肩関節の屈曲
両側を同時に肩関節の屈曲を行わせているが、明らかに右に制限がある

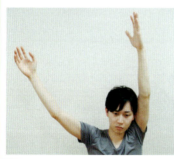

肩関節の外転
両側を同時に肩関節の外転を行わせているが、これも明らかに右に制限がある

図8 肩関節の屈曲・外転

自動運動によるスクリーニングから、可動域に問題がないことを知ることができる。可動域に問題がなければそれ以上の検査は必要ない。問題があればその可動域に重点をおくことができ、測定の過程を短縮できる。

4 膝関節の屈曲を目測してみよう

図9は,膝関節の屈曲を測定しようとして,患者に膝を曲げるよう指示した場面である.
角度計をあてる前に,目測で大体どの程度屈曲しているか予想してもらいたい.さて何度だと思うか？

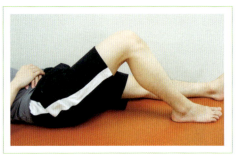

図9

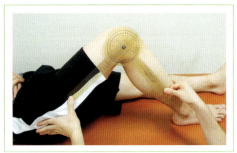

図10

実際に角度計で測定した角度は90°である.目測との誤差はどうだっただろうか？

 まずは目測.それから軸心,基本軸,移動軸をしっかりと身体に合わせて測定し,目測で予想した角度を検証してみよう.

5 肘関節の屈曲も目測してみよう

同様に，肘関節の屈曲角度を目測によって予想してみてほしい．
何度だと思うか？

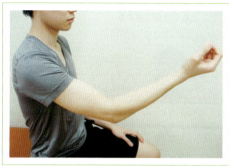

図11

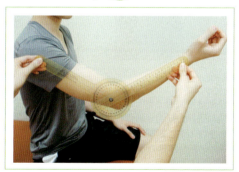

図12

実測値は45°．目測は思った以上に正確ではなかっただろうか．

人間の眼による評価は思った以上に精度が高い．器械がなければ測定できないということはない！

6 肩関節の可動域制限：肢位による内外旋の制限因子

上腕を体側に接した肢位での外旋60°，肩関節90°外転位での内旋70°というように，可動域に制限が生じるのはなぜか？

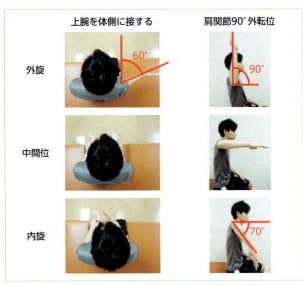

図13　肩関節の屈曲・外転

肩甲上腕関節は球関節であるが，骨性の結合は不安定で，関節の安定性は関節周囲の結合組織の他動的緊張や筋の収縮力に依存している．したがって，肩関節の外旋内旋の制限因子は骨的要素よりも関節周囲の結合組織の要素が大きいことになる．

上腕を体側に接した肢位では，肩関節の上方が伸張され，外旋時には関節上腕靱帯が緊張し，内旋時には弛緩する（**図14**）．また，烏口上腕靱帯，関節包の前部，肩甲下筋，大胸筋，広背筋，大円筋の緊張も外旋時の制限因子となる．

肩関節90°外転位では，肩関節の上方が短縮し，下方が伸張され，小円筋，棘下筋下部線維のほか，烏口腕筋も制限因子となる．

肩関節は上腕を体側に接した肢位と別法の90°外転位とでは参考可動域が異なるので注意しよう！

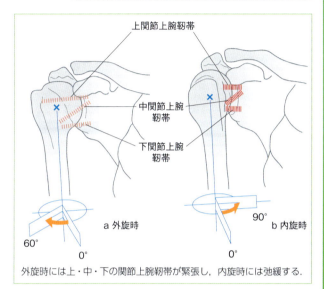

外旋時には上・中・下の関節上腕靭帯が緊張し，内旋時には弛緩する．

図14　関節上腕靭帯上・中・下部束の外旋，内旋時の緊張

7 可動域改善のためのアプローチ①：結髪・結帯動作

肩関節の制限は角度での表現も必要だが，患者の手がどこまで届くようになったかをみることは，可動域を改善させる上でのモチベーションにつながる（図15，16）．

結髪動作の確認

①頭上

②後頭

③反対の耳

可動域改善 →

図15　結髪動作

結髪動作は肩関節の「屈曲＋外転＋外旋」の複合運動であるが，主に外旋が障害されるとこの動作が困難となる．

> 髪をとかす，髪を結ぶ，ドライヤーをかけるなどのADLが不自由となる．

結帯動作の確認

①殿部

②腰部

③背部

可動域改善 →

図16　結帯動作

結帯動作は肩関節の「伸展＋内転＋内旋」の複合運動であるが，主に内旋が障害されるとこの動作が困難となる．

> トイレでお尻を拭く，エプロンのひもを結ぶ，ブラジャーの着脱などのADLが不自由になる．

8 可動域改善のためのアプローチ②：肘関節の例

これは肘関節の例である．肩関節と同様に，制限は角度での表現も必要だが，患者の手がどこまで届くようになったかをみることが，可動域改善のモチベーションになる(**図17**)．

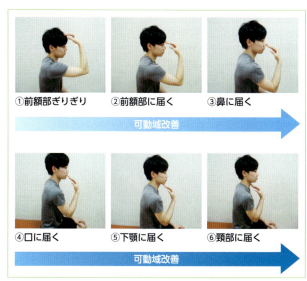

図17 肘関節の屈曲の確認

肘の屈曲動作が障害されると，頭部や顔面に手をもってくることが困難となる．

> 顔にクリームを塗る，箸を口にもってくる，鼻をかむ，ひげを剃る，口紅を塗る，歯磨きをするなどのADLが不自由になる．

9 下腿三頭筋の短縮の評価

下腿三頭筋は，浅層の二関節筋である腓腹筋と深層の単関節筋であるヒラメ筋からなり，アキレス腱を形成して踵骨に停止する（図18）．膝関節伸展位での足関節背屈は，腓腹筋が伸張されるため，その角度に影響する．一方，膝関節屈曲位での足関節背屈は，腓腹筋の上部は伸張されないため，その角度の影響はほとんどない．したがって，腓腹筋の短縮がある場合，足関節の可動域制限は，膝伸展位で認められ，膝屈曲位では認められない（図19）．

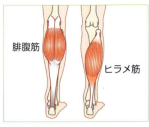

図18 下腿三頭筋

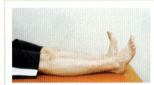 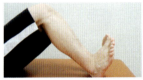

膝伸展位　　　　　　　　　　　**膝屈曲位**

膝伸展位で右足関節に背屈制限を認め，膝屈曲位では認めない．

図19　腓腹筋の短縮がある場合の足関節の可動域制限

膝伸展位と膝屈曲位で足関節の背屈制限の角度に変化がない場合は，二関節筋である腓腹筋の影響を除いているので，単関節筋であるヒラメ筋の短縮，またはヒラメ筋・腓腹筋の両方が短縮している可能性が考えられる（図20）．

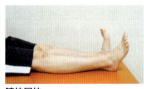 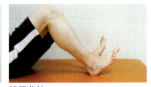

膝伸展位　　　　　　　　　　　**膝屈曲位**

膝伸展位・屈曲位とも右足関節にほぼ同じ角度の背屈制限を認める．

図20　ヒラメ筋単独の短縮，またはヒラメ筋・腓腹筋の両方の短縮がある場合の足関節の背屈制限

🔟 ハムストリングスの短縮の評価

ハムストリングスは，大腿二頭筋，半腱様筋，半膜様筋からなる二関節筋である．短縮がある場合，下肢伸展挙上（SLR：straight leg raising）（図21上）で制限を認める．また，端座位での膝の完全伸展ができないか（図21左下），または体幹が後傾する．しかし，臥位での膝伸展は可能となる（図21右下）．

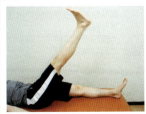
下肢伸展挙上（SLR：straight leg raising）

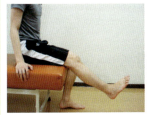
端座位での膝伸展

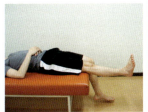
臥位での膝伸展

図21　ハムストリングスの短縮の評価

> ハムストリングスの短縮の進行は，座位保持，座位姿勢にも影響を及ぼす．座位時に膝が90°程度屈曲している状態よりもさらにハムストリングスが短縮すると，骨盤の後傾，脊柱屈曲，円背などが生じてくる．

11 大腿四頭筋の短縮の評価（Ely test）

大腿四頭筋の短縮がある場合，腹臥位での膝屈曲で，尻上がり現象が認められる（図22）．

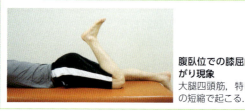

腹臥位での膝屈曲時の尻上がり現象
大腿四頭筋，特に大腿直筋の短縮で起こる．

図22　大腿四頭筋の短縮の評価

尻上がり現象が起き始めるときの膝関節の屈曲角度を尻上がり角という．

12 腸腰筋の短縮の評価（Thomas test）

背臥位で健側の股および膝関節を最大屈曲すると，腸腰筋の短縮がある反対側の股関節が屈曲する（図23）．

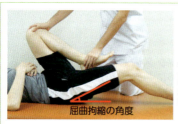

背臥位での健側の
股・膝関節の最大屈曲
腰椎の後彎と骨盤の後傾を確認．左上で行うのがポイントである．

屈曲拘縮の角度

図23　腸腰筋の短縮の評価

本テストでは屈曲拘縮の角度も同時に測定できる．

13 動作観察による関節可動域評価

股関節の可動域の評価では，局在的なROM測定からだけでは動作異常と直接結びつかないことがある．また実際の動作においても腰椎や対側の股関節の代償運動によってその動作がうまくカバーされていることもあるため，動作観察による可動域評価も行うべきである（トップダウン評価，p.8参照）．

たとえば椅子からの立ち上がりや床からの立ち上がりでは股関節が，靴下の着脱や足の爪切り，しゃがみ込みでは股関節のほかに内外転や回旋も必要となるので，これらの動作観察は有効である（図24）．

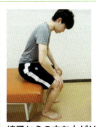
椅子からの立ち上がり

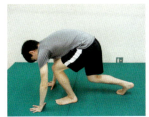
床からの立ち上がり

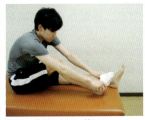
靴下の着脱や足の爪切り

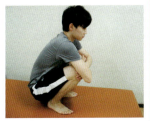
しゃがみこみ

図24 動作観察による関節可動域評価

動作観察の結果，異常な動きやその動作に制限を認める場合には，関節可動域の問題かどうかを確かめよう．

14 距離法による関節可動域の評価

距離法では2点間の距離の測定から関節可動域が求められる．距離法は測定が簡便で，継続的に追跡する際に有効である．以下にいくつかの例を示す（図25）．

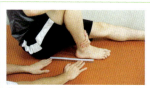
背臥位での踵部と殿部の距離の測定

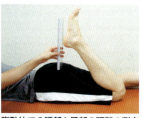
腹臥位での踵部と殿部の距離の測定

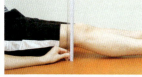
膝関節の伸展を膝関節後外側部から床までの距離で測定

図25　距離法の一例

角度計を用いなくても，距離から可動域を評価できる．

FFDやFPDなどの距離の測定も，可動域測定に応用できる（図26）．

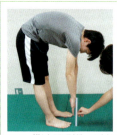
FFD（指床間距離）の測定

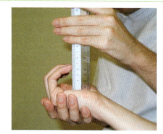
FPD（指腹手掌間距離）の測定

図26　FFD・FPDの測定

15 代償運動が生じたときの「固定」の注意点

測定しようとしている関節以外の関節や体幹に動きが生じた場合には、代償運動のサインとして捉える必要がある。
特に最終可動域を得ようとする際に目的とした関節以外の動きが生じやすい。代償運動が生じる場合、自分の脚などを使って固定するのが一般的であるが、このときに固定を強固にすることだけを意識してはいけない。固定する強さや方向性を考慮しながら、代償運動を捉えるようにする。

> たとえば肩関節の測定では体幹、
> 前腕では肩、腰関節では骨盤に代償運動が
> 生じやすい。

16 筋緊張による影響を緩和させる

患者にはリラックスしてもらうことが重要である。
抗重力位になるだけでも、目的とする関節周囲の筋緊張が高まり可動域制限が生じることがある。そのため、たとえば肩関節の可動域の測定では、検者は片手で軸をしっかりと固定し、もう一方の手で肩関節周囲筋に収縮が入らないよう上腕を下から支える。この際、患者の表情やしぐさなどを確認することも大切となる（図27）。

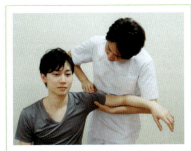

図27 肩関節の可動域測定

> 筋緊張は関節可動域を狭めるため、
> 安定した固定により安心感を与えることが
> 大切である。これは治療にも通じる。

4 徒手筋力検査（MMT）

■何のために測定するか
- 治療方法の決定と治療効果の判定．
- 運動機能の判定と予後予測．
- 治療の一手段．
- 運動障害の検討資料とする．

■何を測るか
- 重力や抵抗に抗してできる運動能力（筋または筋群の発揮しうる筋力）を量的に測定．

■どこを測るか
- 肩甲帯，肩関節，肘関節，前腕，手関節，手指，母指・小指，股関節，足関節・足部，足趾，頭部・頸部，体幹．

HOP 基本となる知識

測定の基本事項

- **測定**：わが国では一般的に，ダニエルスらの徒手筋力検査法の6段階評価法（**表1，2**）が用いられる．

表1　MMTの基準（グレード）

5	normal・ N・正常	運動可能範囲を完全に動かすことができ，最大の徒手抵抗を加えても，それに抗して最終可動域を保ち続けうる場合にのみ与えられる
4	good・ G・優	重力に抗して運動可能範囲全体にわたり運動を完全に行うことができ，最大の徒手抵抗に対して，最終運動域をわずかながら保持しきれない
3	fair・ F・良	重力の抵抗だけに対抗して運動可能範囲を完全に最終域まで動かすことができる
2	poor・ P・可	重力の影響を最小にした肢位であれば，運動可能範囲全体にわたり，完全に動かしうる
1	trace・ T・不可	ある程度の筋収縮活動が目にみえるか，触知できる状態
0	zero・ Z・ゼロ	触知によっても視察によってもまったく筋活動がない状態

表2 MMTの手順

測定前	事前準備	・担当医やカルテからの情報,画像所見を確認. ・検査を行う環境の整備,必要な道具・材料の準備. ・患者の疾患の特徴,筋,関節,骨の状態の確認.
	検査肢位の決定	・検査しようとする筋・筋群により,肢位を決定. ・背臥位→腹臥位→側臥位→座位→立位の順で実施.
	オリエンテーション	・検査の目的・方法を患者に十分に説明し,不安を取り除き,理解と協力を求める.
	検査部位	・筋の視診や触診を行うため,検査部位はできるだけ露出させることを原則とする. ・検査する関節に拘縮がなく,ROMが確保されていることを確認する.検査する筋・筋群または拮抗筋群の緊張や伸張具合もチェックする.
測定中	全般	・まず「3」の検査を行い,その可否によって「5」「4」あるいは「2」「1」「0」の検査を行う. ・最大努力での筋力発揮が行われたかを常に意識しながら確認していく. ・患者の疲労感・負担感を考慮し,同一肢位で行い得るすべての検査を行うようにする. ・反対側も必ず測定し,判定は健側を基準とする.
	固定	・検査部位の関節よりも中枢側の関節を固定する. ・代償運動が生じないように抵抗を加える位置や加え方に注意する. ・代償運動(表3)が出現したときは,それを見逃さない.
	抵抗	・抵抗は原則的に,検査筋・筋群の運動方向と逆方向,かつ運動が起こる関節の遠位端に対して,骨に直角に加える. ・急激に抵抗を加えると関節・骨の損傷や事故を起こすリスクがあるので注意する. ・抵抗を加えるときには,位置や骨のレバーアームの長さを十分に考慮する.
測定後	記録・フィードバック	・判定基準に基づいて,筋力の段階を検査用紙に記載する. ・検査中に得られたほかの情報(疼痛の有無,抵抗を加えた部位,肢位,ROM,予測された筋力低下の原因など)も記録しておく. ・患者に結果をフィードバックする.

表3 代表的な代償運動

運動	主動作筋	正確な運動	代償	代償運動
肩関節屈曲	三角筋前部線維	手掌面を上に向け,上肢を前方挙上する	上腕二頭筋による代償	肩関節外旋位で上肢の前方挙上
			体幹・肩甲帯による代償	体幹伸展・肩甲帯挙上に伴い上肢の前方挙上
肩関節外転	三角筋中部線維	手掌面を上に向け,上肢を側方挙上する	上腕二頭筋による代償	肩関節外旋位で上肢の側方挙上
			上腕三頭筋による代償	肩関節内旋位で肘伸展を伴い上肢の側方挙上
			体幹側屈による代償	体幹の側屈を伴い反対側の上肢の側方挙上
肘関節屈曲	上腕二頭筋	前腕回外位で肘関節屈曲	肩甲骨・肩関節による代償	肩甲骨挙上・肩関節外転に伴い肘関節屈曲
			手根屈筋群による代償	手関節を強く掌屈しながらの肘関節屈曲
肘関節伸展	上腕三頭筋	前腕回外位で肘関節伸展	肩甲骨・肩関節による代償	肩甲骨内転・肩関節伸展に伴い肘関節伸展
			手根伸筋群による代償	手関節を強く背屈しながら肘関節伸展
股関節屈曲	腸腰筋	股関節を矢状面上で屈曲	縫工筋による代償	股関節の外旋,外転を伴う
			大腿筋膜張筋による代償	股関節の内旋,外転を伴う
股関節伸展	大殿筋	股関節を矢状面上で伸展	体幹・骨盤による代償	腰椎を後方に伸展し,重心を後方移動させて股関節を伸展させる
			腰方形筋・広背筋による代償	骨盤を持ち上げ,膝関節屈筋にて下肢を保持すると股関節が伸展したようにみえる

表3　代表的な代償運動（つづき）

運動	主動作筋	正確な運動	代償	代償運動
股関節外転	中殿筋	股関節内外旋中間位で，前額面上での股関節外転	骨盤による代償	骨盤を胸郭のほうに引き寄せることで外転したようにみえる
			大腿筋膜張筋による代償	股関節の外旋を伴う外転
膝関節屈曲	ハムストリングス	膝関節完全伸展からの屈曲	腓腹筋による代償	体重のかからないときに作用する
			股関節屈筋群による代償	股関節屈曲により，膝関節屈曲が生じる
			縫工筋による代償	股関節屈曲，外旋を伴う
膝関節伸展	大腿四頭筋	膝関節の伸展	股関節内転筋群による代償	股関節内旋を伴っての膝関節伸展
			大腿筋膜張筋による代償	股関節外旋を伴っての膝関節伸展
足関節背屈・内がえし	前脛骨筋	足趾伸筋の活動のない状態での足関節背屈	長母趾伸筋・長趾伸筋による代償	足趾伸展を伴う足関節背屈・内がえし
			足趾屈筋群による代償	足趾屈曲を伴う足関節背屈・内がえし

（石川朗総編集：15レクチャー理学療法テキスト　理学療法評価学I．中山書店；2013．p.90．）

測定時の注意点（表4）

- 不快な感覚や疼痛を与えることは最小限にする．
- 検査に先立ち，他動的に関節運動を行う．それから患者に運動方向を教え，自動運動を行ってもらい，目的とする運動ができているかを確認する．
- 両側を検査し，健側を判定の基準とする．
- **固定**をしっかり行う．固定が不十分だと，代償運動（トリックモーション）が出現したり，最大収縮力が得られにくくなり，正確性に欠けることになる．
- **抵抗**は，年齢・性別・体格・職業・活動度などにより，加減する．また，抗重力位にて，他動的な関節可動域の最終点で，ゆっくりと徐々に抵抗を加えて調べる．
- 関節運動の「中枢は固定，末梢は抵抗」である．

表4 MMTの結果に及ぼす諸因子

1.患者の問題

1) 協力・理解力：小児，高齢者の場合，指示に対する運動ができないこともある

2) 意欲・痛み・疲労の有無：これらの因子のため，筋収縮が阻害される

3) 適切なポジショニング：免荷や術後の禁忌のため肢位をとれないことがある

2.検者の問題

1) 抵抗のかけ方：検者間で抵抗量が一定でない

2) 固定のしかた：固定の方法が適切でないと，容易に代償運動が起こる

3) グレードの判断：特に+，-の判断は検者の主観に委ねられることが多い

4) 代償運動を見抜く能力：テストする筋の正しい運動を知っていなければならない

5) 触診能力：zeroかtraceかの判断の際に必要

3.判定結果の解釈の問題

1) 筋力の単位(kg, Nm)：絶対値を求めることはできない

2) 上位運動障害患者の評価：筋収縮以外にも筋緊張や共同運動，連合運動，姿勢反射などの影響を受ける

3) グレード間の関係：0〜5までのグレード間は直線的な関係ではない

(内山靖編：標準理学療法学　理学療法評価学．第2版．医学書院；2004．p.110．)

- **肢位の変更**：肢位を何度も変えさせることがないように，同じ肢位でできるものはまとめてテストする．たとえば座位で行える3以上の下肢のテストには**表5**のようなものがある．
- 定められている肢位以外で検査した

表5　座位で行える3以上の下肢のテスト

股関節	腸腰筋	股屈曲
膝関節	大腿四頭筋	膝伸展
	内旋筋群	股内旋
	外旋筋群	股外旋
	縫工筋	あぐら動作
足関節	前脛骨筋	背屈+内がえし
	後脛骨筋	内がえし
	長・短腓骨筋	背屈+外がえし

場合は，その旨を記載する．
- プラス（+）やマイナス（−）付きの段階づけは，「3+」「2+」「2−」の3つ程度とする．+や−の符号が多くなると，判定基準が曖昧になり，種々雑多な結果になる可能性がある．

⚠️注意 ＊「3+」は運動の最終域で軽い抵抗に対して保持できるもの，「2−」は重力の影響を最小にした肢位で運動可能範囲の一部を動かせるものである．一方で「2+」は，足底屈筋のみで使用され，図1のようにセラピストの抵抗に打ち勝って保持できる場合に判定される．つまり，一般的にプラス（+），マイナス（−）の表記ができるのは，「3+」「2−」のみといえる．

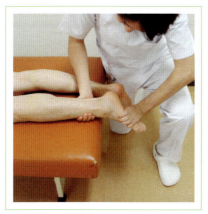

図1　足底屈筋での評価

- 筋力は十分にあるが，疼痛のために最大筋力を発揮できない場合には，できるだけ疼痛のない範囲で測定する．

基本的評価法

上肢の検査肢位

	動作	主動作筋	検査肢位					
			5	4	3	2	1	0
肩甲帯	外転と上方回旋	前鋸筋	座位					
	挙上	僧帽筋(上)	座位			腹臥位・背臥位		
		肩甲挙筋						
	内転	僧帽筋(中)	腹臥位					
		大菱形筋						
	下制と内転	僧帽筋(下)	腹臥位					
	内転と下方回旋	大菱形筋	腹臥位			座位・腹臥位		
		小菱形筋						
肩	屈曲	三角筋(前)	座位			座位・側臥位		
		烏口腕筋						
	伸展	広背筋, 三角筋(後), 大円筋	腹臥位					
	肩甲骨面挙上	三角筋(前中)	座位					
		棘上筋						
	外転	三角筋(中)	座位			座位・背臥位		
		棘上筋						
	水平外転	三角筋(後)	腹臥位			座位		
	水平内転	大胸筋(鎖骨部, 胸肋部)	背臥位			背臥位・座位		
	外旋	棘下筋	腹臥位					
		小円筋						
	内旋	肩甲下筋, 大胸筋(鎖骨部, 胸肋部), 広背筋, 大円筋	腹臥位					
肘	屈曲	上腕二頭筋, 上腕筋, 腕橈骨筋	座位			座位・背臥位		
	伸展	上腕三頭筋	腹臥位			座位		
前腕	回外	回外筋	座位					
		上腕二頭筋						
	回内	円回内筋	座位					
		方形回内筋						
手	屈曲	橈側手根屈筋	座位					
		尺側手根屈筋						
	伸展	長橈側手根伸筋	座位					
		短橈側手根伸筋						
		尺側手根伸筋						

下肢の検査肢位

	動作	主動作筋	検査肢位 5・4	3	2	1・0
股	屈曲	大腰筋	座位		側	背臥位
		腸骨筋				
	屈曲・外転・外旋	縫工筋	座位		背臥位	
	伸展	大殿筋	腹臥位 or 背臥位		側 or 背	腹臥位 or 背臥位
		半腱様筋				
		半膜様筋				
		大腿二頭筋(長頭)				
	外転	中殿筋	側臥位		背臥位	
		小殿筋				
	屈曲位での外転	大腿筋膜張筋	側臥位		長座位	
	内転	大内転筋, 短内転筋, 長内転筋, 恥骨筋, 薄筋	側臥位		背臥位	
	外旋	外閉鎖筋, 内閉鎖筋, 大腿方形筋, 梨状筋, 上双子筋, 下双子筋, 大殿筋	座位		背臥位	
	内旋	小殿筋(前部), 大腿筋膜張筋, 中殿筋(前部)	座位		背臥位	
膝	屈曲	大腿二頭筋	腹臥位		側	腹臥位
		半腱様筋				
		半膜様筋				
	伸展	大腿四頭筋	座位		側	背臥位
足・足部	底屈	腓腹筋	立位		立 or 腹	腹臥位
		ヒラメ筋				
	背屈・内がえし	前脛骨筋	座位			
	内がえし	後脛骨筋	座位			
	底屈を伴う外がえし	長腓骨筋	座位			
		短腓骨筋				

上肢の支配神経

動作		主動作筋	支配神経 末梢	C5	C6	C7	C8	T1
肩	屈曲	三角筋(前)	腋窩	✓	✓			
		烏口腕筋	筋皮		✓	✓		
	伸展	広背筋	胸背		✓	✓	✓	
		三角筋(後)	腋窩	✓	✓			
		大円筋	肩甲下	✓	✓	✓		
	肩甲骨面挙上	三角筋(前中)	腋窩	✓	✓			
		棘上筋	肩甲上	✓	✓			
	外転	三角筋(中)	腋窩	✓	✓			
		棘上筋	肩甲上	✓	✓			
	水平外転	三角筋(後)	腋窩	✓	✓			
	水平内転	大胸筋(鎖骨部)	外側胸筋	✓	✓	✓		
		大胸筋(胸肋部)	内側胸筋			✓	✓	✓
	外旋	棘下筋	肩甲上	✓	✓			
		小円筋	腋窩	✓	✓			
	内旋	肩甲下筋	肩甲下	✓	✓			
		大胸筋(鎖骨部)	外側胸筋	✓	✓	✓		
		大胸筋(胸肋部)	内側胸筋			✓	✓	✓
		広背筋	胸背		✓	✓	✓	
		大円筋	肩甲下	✓	✓	✓		
肘	屈曲	上腕二頭筋	筋皮	✓	✓			
		上腕筋	筋皮	✓	✓			
		腕橈骨筋	橈骨	✓	✓			
	伸展	上腕三頭筋	橈骨		✓	✓	✓	
前腕	回外	回外筋	橈骨	✓	✓	✓		
		上腕二頭筋	筋皮	✓	✓			
	回内	円回内筋	正中		✓	✓		
		方形回内筋	正中			✓	✓	✓
手	屈曲	橈側手根屈筋	正中		✓	✓		
		尺側手根屈筋	尺骨			✓	✓	✓
	伸展	長橈側手根伸筋	橈骨		✓	✓		
		短橈側手根伸筋	橈骨		✓	✓		
		尺側手根伸筋	橈骨		✓	✓	✓	

下肢の支配神経

動作		主動作筋	支配神経							
			末梢	L2	L3	L4	L5	S1	S2	S3
股	屈曲	大腰筋	腰神経叢枝	■	■	■				
		腸骨筋	大腿	■	■	■				
	伸展	大殿筋	下殿				■	■	■	
		半腱様筋	坐骨				■	■	■	
		半膜様筋	坐骨				■	■	■	
		大腿二頭筋（長頭）	脛骨				■	■	■	
	外転	中殿筋	上殿			■	■	■		
		小殿筋	上殿			■	■	■		
	内転	大内転筋	閉鎖・坐骨	■	■	■				
		短内転筋	閉鎖	■	■	■				
		長内転筋	閉鎖	■	■	■				
		恥骨筋	大腿・閉鎖	■	■	■				
		薄筋	閉鎖	■	■	■				
	外旋	外閉鎖筋	閉鎖		■	■				
		内閉鎖筋	仙骨神経叢				■	■	■	
		大腿方形筋	仙骨神経叢				■	■	■	
		梨状筋	仙骨神経叢					■	■	
		上双子筋	仙骨神経叢				■	■	■	
		下双子筋	仙骨神経叢				■	■	■	
		大殿筋	下殿				■	■	■	
	内旋	小殿筋（前部）	上殿			■	■	■		
		大腿筋膜張筋	上殿			■	■	■		
		中殿筋（前部）	上殿			■	■	■		
膝	屈曲	大腿二頭筋	長：脛骨, 短：腓骨				長・短	長・短	長のみ	
		半腱様筋	坐骨				■	■	■	
		半膜様筋	坐骨				■	■	■	
	伸展	大腿四頭筋	大腿	■	■	■				
足・足部	底屈	腓腹筋	脛骨					■	■	
		ヒラメ筋	脛骨					■	■	
	背屈・内がえし	前脛骨筋	深腓骨			■	■			
	内がえし	後脛骨筋	脛骨			■	■			
	底屈を伴う外がえし	長腓骨筋	浅腓骨				■	■		
		短腓骨筋	浅腓骨				■	■		

STEP ▲ より理解を深めよう

本質を理解しよう

- MMTは場所を問わず容易に行うことができる．また，それ自体が筋力増強運動として役立つ．
- MMTは，筋力の区分が粗く，ある関節の主動作筋だけを検査することは不可能であり，共同筋や補助作用筋も知る必要がある．
- 段階（グレード）「2」以上の筋力では，「運動可能範囲全体にわたり完全に動かしうる」という表現をしているが，この運動可能範囲とは患者が動かせる範囲であり，拘縮などによってROM制限がある場合は，その可動域を完全に運動できるかで判断してよい．したがって実際には，可動域内で筋力を測定することになる．

測定のポイント

- **疼痛がある場合**，その旨を記載する．たとえば「4 p」（pはpainの頭文字）と記載しておけば，筋力としては4以上と判断できる．
- **拘縮がある場合**も同様にする．たとえば「4 c」（cはcontractureの頭文字）と記載するとよい．

覚えておこう

- **末梢神経麻痺**では，筋力低下の分布から診断の一助となる．
- **脊髄損傷**では，残存（損傷）高位の診断に有効で，残存高位の決定によって自立できる動作の見極めとなるため，患者のゴール設定に有益な情報となる．
- **中枢神経疾患**では，痙性や共同運動によって特定の方向への運動が困難となるため，随意性と分離性が十分なブルンストロームステージでⅥ以上での測定が妥当となる．しかし，共同運動の影響が減少するⅣやⅤでは筋力測定は意味がないわけではなく，十分に参考になると考える．
- **筋萎縮性側索硬化症，重症筋無力症**など，疲労により影響を受けることが予想される疾患では，検査時に十分な休息をとる，検査を小分けに行う，などの対応が必要である．
- MMTで得られた結果は，筋力増強法に応用できる（**表6**）．

表6 筋力増強法への応用

筋力	筋力強化の方法
0	他動運動
1	他動運動〜自動介助運動
2	自動介助運動
3	自動運動
4・5	抵抗運動

MEMO

JUMP 実践で使えるスキルを身につけよう

1 測定前にまず，筋力を"予測"する

はじめに動作や姿勢の観察をしておおよその筋力を予測しよう．「腕を挙げる」「膝を伸ばす」などの簡単なスクリーニング（図2）によって段階（グレード）「3」以上の筋力がありそうな場合は，抗重力位で可動域範囲の動きをチェックする．運動可能範囲を完全に動かすことができなければ「2」以下のテストが，運動可能範囲を完全に動かすことができれば「3」以上のテストが必要となる．

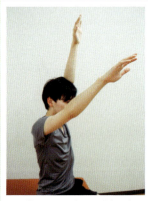 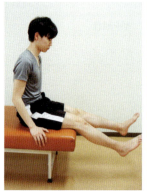

肩屈曲において左は3以上，右は2以下と予測される

膝伸展において左は3以上，右は2以下と予測される

図2　スクリーニングでの観察

 一般にADL自立レベルではMMT3以上の筋力があると考えてよいので，抗重力位でのテストが行われる．

 仮説を立てたうえで評価する．トップダウンの評価過程を身につけよう！

2 拮抗筋の状態を確認する

拮抗筋の緊張の程度や伸長性の確認も大切である.
たとえば,大腿四頭筋の段階(グレード)「4」以上のテストをするときに,ハムストリングスが短縮していると,体幹が垂直状態である座位では,膝を完全伸展できない.この場合,体幹(骨盤)を後傾することでハムストリングスの緊張を和らげることができる(図3).
このように,特に測定しようとする筋の拮抗筋が二関節筋である場合には,拮抗筋もチェックしたほうがよい.もちろん二関節筋に限らず,拮抗筋が短縮していたり,過剰に緊張したりしていると筋力や可動域に影響を及ぼすので,拮抗筋の緊張などの確認は必要である.

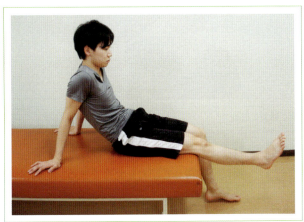

図3 ハムストリングスの筋緊張を和らげる
体幹を後傾し,さらに股関節屈曲位から伸展させることで,ハムストリングスの緊張が和らぎ,膝の完全伸展が可能となる.

 測定する主動作筋と拮抗筋との関係として,主動作筋が収縮した際には拮抗筋は弛緩している必要がある.ある意味で「オン/オフ」の関係にあるといえる.

3 テスト部位を急激に圧迫してはいけない

テスト部位に，急激に抵抗を加えたり，一気に体重を乗せたりしてはならない．強い圧迫力が急に加わると疼痛を生じたり，筋・腱や関節が損傷することがあるため，注意が必要である．高齢者では骨粗鬆症による脆弱性骨折を起こす可能性もある．

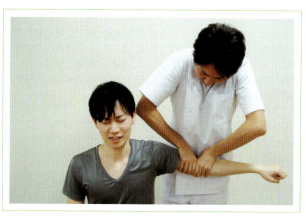

図4　急激な圧迫

 抵抗は少しずつ増すように加え，その抵抗量に打ち勝って筋力を発揮できるかを調べるとよい．

4 抵抗のかけ方のポイント

MMTの精度を高めるためには，抵抗のかけ方が重要である．常に利き手を使い，関節運動に従って肢節の遠位端に垂直に抵抗を加えるようにする．つまり遠位端に与える抵抗は，テスト対象の筋・筋群が行う関節運動とは正反対の方向となる．

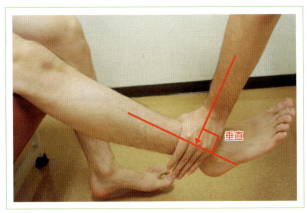

図5 抵抗のかけ方

 このときに「がんばって！」などといった言葉かけにより激励しながら，最大筋力を発揮してもらうようにするとよい．

5 術後患者への抵抗のかけ方

骨・関節の手術後のケースでは、急激な抵抗を避けることはもちろんだが、手術部位に負担がかからないようにしたり（図6）、遠位端に抵抗を加えられないときには近位端に加える（図7）などして、手術部位を保護するようにして行う。

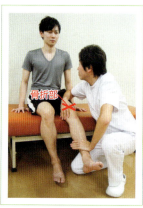

図6 術後患者のケース①
大腿の骨折で、大腿四頭筋の筋力評価をする際、大腿部を保護しながら膝関節上部を固定して、下腿遠位端に抵抗を与えている

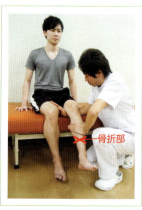

図7 術後患者のケース②
下腿の骨折で、大腿四頭筋の筋力評価をする際、抵抗を骨折部よりも近位に与えている

これらの方法が術部にまったく負担をかけないということではない。骨折部の癒合程度など術部の状態を考慮する必要がある。

6 最大筋力の評価法

抑止テスト（ブレイクテスト）

段階（グレード）「4」以上と判断できる場合には「抑止テスト（ブレイクテスト）」の使用が推奨される．これは，全可動域の中間位や運動最終域で等尺性収縮をさせて抵抗をかける方法である．
たとえば肩関節では中間レンジで最大筋力を発揮しやすいため，そこに抵抗を加えれば，全可動域の筋力測定をしなくても判定できる（図8）．

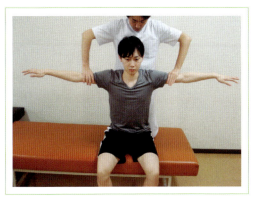

図8　肩関節外転に対する抑止テスト（ブレイクテスト）
外転90°で等尺性収縮をさせ，抵抗をかけ，左右を比較する

> 下肢筋の場合には，健常者では筋力が非常に強いため，ブレイクテストでの判定ができないことがある．筋力低下があっても正常と判断することがあるので，注意が必要．

抗抵抗自動運動検査（メイクテスト）

関節運動に対抗して，検者が徐々に抵抗量を増やしていき，関節運動が起こらなくなるまで最大の抵抗を加える方法である．抵抗の加え方に熟練を要するが，臨床では筋力増強運動にもなるため，有用な方法である．

7 測定の精度を上げるための工夫

抵抗が必要となる段階（グレード）「3+」以上の判断は主観的になる．そのため，著者は抵抗のかけ方を，「示指のみ」，「示指と中指」，「示指と中指と環指」，「示指と中指と環指と小指」などと区別して，左右差を比較し，できるだけ客観的に捉えるようにしている（図9）．

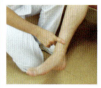
示指のみ

示指と中指

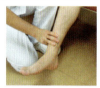
示指と中指と環指

示指と中指と環指と小指

手掌全体

図9　測定の精度を上げる工夫

段階（グレード）「4」以上では，ハンドヘルドダイナモメーター（Hand held Dynamometer：HHD，図10）を使うのもよい．

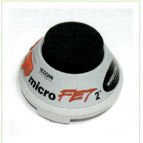

図10 ハンドヘルドダイナモメーター（micro FET2〔日本メディックス〕）

ハンドヘルドダイナモメーターによって，等尺性筋力を数値化することが可能になる．最大値が得られるように，測定肢位，測定部位（装置をあてる位置），測定している時間，固定に留意する必要がある．

8 筋力のおおよその見立て方

実際にMMTを行う際には，いきなりテストをするのではなく，主動作筋に触れて筋萎縮の有無を確認する．萎縮がある際には，その程度を把握しておくことも筋力を予測するうえでは有効となる（図11）．

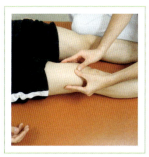

左右を比較して萎縮の程度を視覚的に確認し，筋のボリュームの程度や緊張度などを触診する．大腿四頭筋では内側広筋が萎縮しやすい．

図11　大腿四頭筋の触診

評価時に患者の動作を観察したり，また問診によって日常生活動作の状況を確認することでも，おおよその筋力を知ることが可能である（表7）．

表7　日常生活動作状況からみる筋力の目安

上肢
・コップに入った水を口に運べれば段階（グレード）「3」以上
・スプーンを胸元まで運べれば「2」程度
・手を胸元まで運べなければ「1」以下
下肢
・自力で立ち上がることができれば段階（グレード）「3」以上
・立ち上がりに介助が必要であれば「2」程度
・介助があっても立ち上がれない，または全介助が必要なレベルであれば「1」以下

9 代償運動がみられた場合にどうするか？

臨床現場では拘縮や筋力低下などにより，教科書どおりの検査肢位がとれず，代償運動が起きやすくなることも多い．代償運動を起こさないように固定を十分に行うことはもちろん重要であるが，代償運動が生じた場合には，どのような代償が発生しているのか，筋（や筋群）の収縮状態を確認することも大切である（図12，13）．

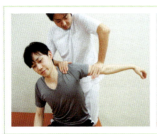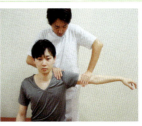

図12　肩関節外転筋の代償運動例
左：固定が不十分なため，肩すくめと体幹側屈による代償
右：固定をしっかり行った場合

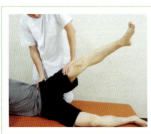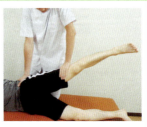

図13　股関節外転筋の例
左：股関節が外旋，屈曲している．腸腰筋，大腿直筋による代償があり，これらの筋の収縮を確認している
右：固定をしっかり行った場合

> 筋の起始停止や神経支配を理解し，代償運動に関与している筋を評価できる観察力を養うことは，熟練セラピストへの一歩となる．

🔟 対応の難しい患者の場合

詐病やヒステリーの場合

詐病やヒステリーによって筋力低下がある場合，検査中にぎこちない休憩がみられ，筋の脱力がスムースでなくなることが多い．また，検査中には上肢を挙上できないが，更衣動作はスムースに行えたりといった矛盾する動きが観察されることもある．

小児や認知症患者の場合

小児や認知症などで検査への協力が得られないケースは，日常生活動作などから判断せざるを得ないこともある．

MMTは，患者に検査に対して積極的な意思をもって参加してもらうことで成立する．したがって，患者の協力が得られない場合には，病歴やこれまでの生活状況などいった情報や動作観察により，おおよその筋力を評価することになる．

1️⃣1️⃣ 検査の実施が困難な患者の場合

血圧が安定してない急性期などは，最大筋力を発揮させることが禁忌となる．また意識状態によっては，テスト運動を理解することができないので，テストを行うこと自体が不可能である．コミュニケーションが取れて，患者の協力が得られる場合でも，座位や立位での評価は困難なことが多い．このような場合，入院前は通常の生活を送って運動機能に問題がなかった発病直後のケースであれば，MMT「5」と判断してよいだろう．

ただし，入院期間や入所期間が長くなり，生活不活発病が考えられるケースでは，多くの場合，MMT「5」と判断するのは問題が出てくることが多い．

MMTでは血圧・脈拍の上昇が起こりやすいので，開始前・開始後にはしっかりとバイタルサインをチェックする！

5 痛みの評価

■ 何のために評価するか
- 痛みの原因の追求と治療により，痛みを除去し，円滑な運動療法につなげる．
- 痛みによる活動制限（筋力低下や可動域制限）などを把握する．

■ 何を評価するか
- 痛みの強度・性質・局在性，外部刺激に対する疼痛閾値，痛みによる行動変容，痛みの心理的要因，痛みのQOL.
- 問診，視診，運動検査，触診により評価する．

■ 痛みの評価法

問診	痛みの部位・領域，痛みが発生した時期・経過，痛みの性質，痛みの増強因子・緩和因子，ADLへの支障など．誘導尋問にならないように質問する
視診	患部の腫脹・色調・変形など局所所見のみではなく，表情，姿勢や動作など全体像を観察する
運動検査	痛みの誘発部位，増強の程度を確認する．最初に自動運動，次に他動運動により評価する
触診	最初は接触面を広くして触れる．患者の反応をみて，圧迫を加えながら接触面を狭めていき，痛みの限局部位を特定する

HOP 基本となる知識

痛みの分類

- 炎症などに伴う侵害受容性（慢性）疼痛，神経の障害に伴う神経障害性疼痛，心理的な痛みである心因性疼痛に分類できる（**図1**，**表1**）．
- 「時間」からは急性痛と慢性痛（**表2**）に，「質」からは一次痛と二次痛に分けることができる（p.136参照）．

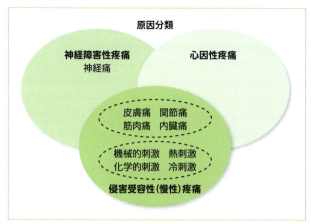

図1 痛みの分類

表1 侵害受容性(慢性)疼痛と神経障害性疼痛

侵害受容性 (慢性)疼痛	・術後の創部痛,筋膜や筋骨格の炎症に伴う痛みは,組織の損傷や損傷の可能性が原因で発生し,急性あるいは慢性に経験する痛みとなることが多い. ・痛みは損傷部位に限局しており,圧痛を伴い,一定の強さの痛みとともに,拍動性の痛みやうずくような痛みが起こる.体動に伴って痛みが増強することが多い. ・骨・関節などの深部に原因がある場合,関連痛を考慮する必要がある.
神経障害性疼痛	・末梢および中枢神経の直接的な損傷に伴って発生する痛みで,損傷した神経の支配領域に従った痛みや感覚異常が発生する. ・疼痛領域の感覚は通常は低下し,運動障害や自律神経系の異常(発汗の異常,皮膚色調の変化)を伴うことがある.刺激に依存しない自発痛(電撃痛:burning pain, shooting pain),刺激に誘発される痛み(hyperalgesia, allodynia),異常感覚などがみられる.

表2 急性痛と慢性痛

	急性痛	慢性痛
時間経過	短期	長期(持続的/間欠的)
発生源	組織傷害部	神経系の可塑的異常
警告信号としての意義	あり	なし
ほかの要因の影響	あり	顕著
オピオイド鎮痛	有効	無効な場合が多い(時として抗うつ薬,抗けいれん薬が有効)
鎮痛薬以外の治療法		きわめて重要

(三晶昌美編:脳・神経の科学Ⅰ:ニューロン<現在医学の基礎第6巻>. 岩波書店;1999. p.139-161.)

- 急性痛は比較的早期の痛み,慢性痛は3〜6か月痛みが続く場合といったように時間的尺度は参考になるが,それだけで決めることはできない.
- 慢性痛は,急性疾患の通常の時間経過,あるいは外傷が治るのに必要と思われる期間を1か月以上超えても持続する疼痛をいう.つまり,完治に必要な時間が経過しても痛みが持続しているもの,痛みの原因が治癒したと思われるにもかかわらず痛みが続くもの,原因そのものが治らず持続している痛みも含まれる.

痛みの強度

評価の基本事項

- **評価スケール**は,VAS (visual analog scale, **図2**),NRS (numeric rating scale, **図3**) を用いる.小児や高齢者では,FRS (face rating scale, **図4**)が利用しやすい.

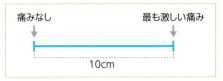

図2 VAS

0を「痛みはない」状態，100を「これ以上の痛みはないくらい最も激しい痛み」の状態として，現在の痛みの位置を10cmの直線上に印をつける方法である．左端からの長さを測定し，痛みの数値とする．

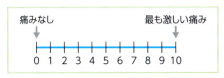

図3 NRS

痛みの強さを0から10の11段階で示し，患者に現在の痛みがどの程度かを答えてもらう．

図4 FRS

VASをイラスト化したもので，感じている痛みを表した顔の絵を示し，患者に現在の痛みがどの程度かを答えてもらう．
フェイス0：痛みなし
フェイス1：わずかに痛みあり
フェイス2：軽度の痛みがあり，少しつらい
フェイス3：中等度の痛みがあり，つらい
フェイス4：かなりの痛みがある，とてもつらい
フェイス5：耐えられないほどの強い痛みあり

評価時の注意点

- **VAS**：筆記具が必要．ほかの方法よりイメージが難しい．
- **NRS**：痛みをうまく訴えられないケースや，認知機能が軽度低下した例で用いるとよい．
- **FRS**：顔の表情は気分などを反映する可能性があるので注意する．
- 痛みの程度(強度)を軽度，中等度，高度と分けるという考え方がある．NRSにおいてそれぞれのカットオフ値について検討されているが，統一した見解は得られていない．便宜的には，1～3を軽度，4～6を中等度，7～10を高度と判断してよい．

痛みの性質

評価の基本事項

- **評価**は，簡易型マクギル疼痛質問表(Short-Form McGill Pain Questionnaire：SF-MPQ)を用いることが多い(**表3**)．
- SF-MPQは，マクギル疼痛質問表(McGill Pain Questionnaire：MPQ)を改良した評価表である．回答に要する時間は2～5分程度で，MPQよりも迅速に行える．SF-MPQとMPQとの相関係数は高く，VASよりも多くの情報を得ることができる．
- **SF-MPQ**：痛みの15の表現について，それぞれの強さを0～3の4段階で回答させる．痛みの表現の①～⑪は感覚を，⑫～⑮は感情を評価する．また痛みの強さをVASと6段階のPresent Pain Intensity（現在の痛みの強さ）で評価している．

評価時の注意点

- 慢性痛患者のなかでも心因性疼痛患者は，痛みの表現が多彩で極端になりやすく，感情的表現に反応しやすい．SF-MPQは，心因性疼痛と器質性疼痛の区別の参考となる．

表3 日本語版簡易型マクギル疼痛質問表（日本語版SF-MPQ）

名前＿＿＿＿＿＿（男・女）　年齢＿＿＿歳

記入日：西暦＿＿＿＿年＿＿月＿＿日

1. 以下に痛みを表す15の表現があります．あなたの痛みの状態について，その程度を○で囲んでお答えください．
   また，自分の痛みと無関係の項目については0を○で囲んで付け落としのないようにしてください．

	まったくない	いくらかある	かなりある	強くある
①ズキンズキンと脈打つ痛み	0	1	2	3
②ギクッと走るような痛み	0	1	2	3
③突き刺されるような痛み	0	1	2	3
④鋭い痛み	0	1	2	3
⑤締め付けられるような痛み	0	1	2	3
⑥食い込むような痛み	0	1	2	3
⑦焼けつくような痛み	0	1	2	3
⑧うずくような痛み	0	1	2	3
⑨重苦しい痛み	0	1	2	3
⑩さわると痛い	0	1	2	3
⑪割れるような痛み	0	1	2	3
⑫心身ともにうんざりするような痛み	0	1	2	3
⑬気分が悪くなるような痛み	0	1	2	3
⑭恐ろしくなるような痛み	0	1	2	3
⑮耐え難い，身の置きどころのない痛み	0	1	2	3

2. 下の線上で自分の痛みを表す位置に斜線（／）で印をつけてください．

   痛みはない ├――――――――――――――――――┤ これ以上の痛みはないくらい強い

3. あなたの痛みの現在の強さはどのようなものですか．以下の6つのうちでお答えください．

   0　まったく痛みなし
   1　わずかな痛み
   2　わずらわしい痛み
   3　やっかいで情けない痛み
   4　激しい痛み
   5　耐え難い痛み

(Merzack R：The short-form McGill pain questionnaire. Pain 1987；30：191-197. 平川奈緒美：痛みの評価スケール. Anesthesia 21 Century. 2011；13（2-40）：2542.)

痛みの局在性

評価の基本事項

- **評価**は，人体図を用いて行う（図5）．

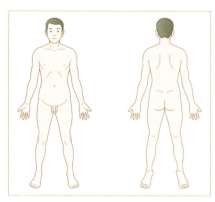

図5　人体図

痛みのある場所を記載する．簡単な人体図を描き，痛みの部位を記入することで，患者の痛みの部位や広がりについて，有益な情報を得ることができる．

評価時の注意点

- **疼痛部位**は1か所だけではなく，複数箇所であることも多い．人体図に書き込んでおくと疼痛箇所がすぐに把握でき，リスク管理にもつながる．
- **関連痛**の場合，人体図はトリガーポイントを同定するのに有効である（図6）．

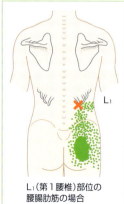

L_1（第1腰椎）部位の腰腸肋筋の場合

図6　人体図に示した関連痛とトリガーポイントの例

緑色は関連痛，✗はトリガーポイントを示す．
関連痛を感じる領域は，トリガーポイントによって特徴的なパターンを示す．本書では割愛するが，関連痛パターンの書籍を利用するなどして，このパターンを知ることでトリガーポイントを同定できる．

疼痛閾値

評価の基本事項

- **評価**は，電流知覚閾値（current perception threshold：CPT）検査（**図7**）や圧痛閾値検査（**図8**）にて行う．

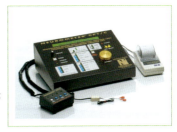

図7 ニューロメーター
経皮的，無侵襲的にAβ，AδおよびC線維のCPT値を測定．選択的に定量評価が可能

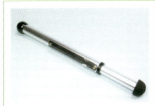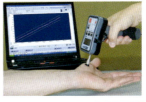

図8 圧痛計
（左）木下式圧痛計（鈴木医療器），（右）デジタル圧痛計アルゴメッド（エムピージャパン）．痛みのある部位の圧痛閾値を測定する

評価時の注意点

- **ニューロメーター**を用いた電流知覚閾値検査では，皮膚温の影響を受けるため，皮膚温の測定条件を定める必要があるとされている．当面，振動知覚検査で定められている 27～35℃の皮膚温で測定するなどの考慮が必要である[1]．
- **圧痛計**は，検者側が刺激量を調整できるので，そのまま数値化して記録する．ただし，圧痛閾値は被験者の精神的緊張や環境など多くの因子が影響すると考えられるため，同一ケースの変化の記録でも，できるだけ測定条件を一致させる．

文献
1) 黒沢洋一，那須吉郎：電流知覚閾値の皮膚温の影響．日本職業・災害医学会会誌 2011；59(6)：293-296．

痛みによる行動変容

評価の基本事項

- **評価**は，BRTP (behavioral response to pain，慢性痛患者の一般的行動評価のための質問紙，**表4**)，PHPS (Prince Henry pain scale，術後痛の評価スケール，**表5**)，BPS (behavioral pain scale，**表6**) などの質問紙やスケールを用いて行う．

表4 BRTP

1	物を持ち上げるのを避ける	20	市販の痛み止めを飲む
2	横になる／休憩する／寝る	21	映画館へ行くのを避ける
3	顔をしかめる／まゆをひそめる	22	車での旅行を避ける
4	外食するのを避ける	23	買い物に行くのを避ける
5	痛みのあることを友人に話す	24	姿勢を変える
6	アルコールを飲む	25	車を掃除するのを避ける
7	庭の手入れを避ける	26	歩くのを避ける
8	医師にもらった薬を飲む	27	明るい光を避ける
9	(痛くて)泣く	28	性生活を避ける
10	パーティや集まりに行くのを避ける	29	来客の訪問を避ける
11	家事をするのを避ける	30	余分な家事を避ける
12	電車やバスに乗るのを避ける	31	動作をゆっくりにする
13	マッサージをしてもらう	32	物を運ぶのを避ける
14	立つのを避ける	33	大きな物音を避ける
15	仕事に行くのを避ける	34	痛いところをさすったり，こすったりする
16	痛いところをかばう／痛くて声を出す	35	人の家を訪問するのを避ける
17	痛みのあることを家族に話す	36	料理をするのを避ける
18	水泳に行く	37	体を曲げるのを避ける
19	痛いところを温める	38	階段を使うのを避ける

著者注) それぞれ「全然しない：0点」「たいていする：1点」「いつもする：2点」の3段階でスコア化する．満点は76点で，点数が高いほど体動制限の影響があると評価される．
(Phillips HC, Rackman S : The Psychological Management of Chronic pain : A treatment manual. 2nd ed. Spring Publishing Co. 1996.)

表5 PHPS

咳をしても痛まない	0
咳をすると痛むが深呼吸では痛まない	1
深呼吸をすると痛むが安静にしていれば痛まない	2
多少の安静時痛はあるが鎮痛薬が必要ではない	3
安静時痛があり鎮痛薬が必要である	4

著者注)点数が高いほど術後の痛みが強いと解釈できる.
(Torda TA, et al. : Comparison of extradural fentanyl, bupivacaine and two fentanyl-bupivacaine mixtures of pain abdominal surgery. Br J Anaesth 1995 ; 74 : 35-40.)

表6 BPS

項目	説明	スコア
表情	穏やか	1
	一部硬い	2
	まったく硬い	3
	しかめ面	4
上肢	まったく動かない	1
	一部曲げている	2
	指を曲げて完全に曲げている	3
	ずっと引っ込めている	4
呼吸器との同調性	同調している	1
	時に咳嗽	2
	呼吸器とファイティング	3
	呼吸器の調整がきかない	4

著者注)人工呼吸器が必要な重症例で,意思疎通ができない場合の痛みの評価に利用される.12点満点で,点数が高いほど痛みが強いことを示し,鎮痛処理が必要となることが多い.
(Hansen-Flaschen J, et al. : Clit Care Med 1994 ; 22 : 732-733. /Robieux I, et al. : J Pediatr 1991 ; 118 : 971-973.)

- **BRTP**では,自分が行わない項目については「もし〜だったら」と想像して採点する.たとえば,水泳をしない人であれば,もし水泳をすれば痛みが和らぐと思っていつも水泳をすると想像できれば2点,水泳の頻度は多くないが水泳をすると想像できれば1点を選ぶといった方法をとる.

- BRTPのもう一つの採点方法に，合致する行動項目を選択するやり方がある．この場合は項目数の38点が満点となる．
- BRTPでは，一般に急性痛では痛みの強さに比べて得点が低めに，慢性痛では逆に高めになりやすい．また日常生活が営める程度のレベルでの使用が有効であり，重症症例や小児では評価が困難である．
- **PHPS**は，主に胸部や上腹部の術後の呼吸に伴う痛みの評価内容になっていることに留意する．
- PHPSは，術後の安静時痛(pain at rest)，体動時痛(pain on movement)，術前からの連続した痛みの評価など，総合的な評価も可能である．
- **BPS**は，得点が術前よりも術後に高い場合には，手術による痛みが増強している可能性が高い．

痛みの心理的要因

痛みの評価では，心理的要因が痛みにどの程度関与しているかを把握することも重要である．

評価の基本事項

- **評価**は，人格検査(**表7**)やうつ病スケール(**表8**)などにより行う．

評価時の注意点

- 心理的評価によって痛みの原因がはっきりと特定できるわけではない．
- 検査で身体的な問題が認められなくても，痛みが心因性によるものとは断言できない．
- **患者とのコミュニケーション**：心理的要因の評価を行う際には，評価をする意義などを患者に伝える．その際には言葉を慎重に選びながら，患者の協力を得る必要がある．評価される患者は，痛みの原因が心理的な問題，さらには精神障害を疑われていると受け取ることもある．それにより患者との良好な関係を構築できなくなることもあるため，注意が必要である．

表7　人格検査の例

①質問紙法

MMPI	ミネソタ多面人格検査(Minnesota multiphasic personality inventory)．心気症尺度(Hs)，抑うつ尺度(D)，ヒステリー尺度(Hy)，精神病的偏奇尺度(Sc)，パラノイア尺度(Pa)，精神衰弱尺度(Pt)，統合失調症尺度(Sc)，軽躁病尺度(Ma)，男性性・女性性尺度(Mf)，社会的内容性尺度(Si)よりなる．質問に対して「あてはまる」「あてはまらない」「どちらでもない」から選択する．高得点の尺度で各々の人格特性を推察できる．
Y-G検査	矢田部-Guilford性格検査．D（抑うつ性），C（回帰的傾向），I（劣等感），N（神経質），O（客観性の欠如），Co（協調性のないこと），Ag（愛想の悪いこと），G（一般的活動性），R（のんきさ），T（思考的外向），A（支配性），S（社会的外向）の12の性格因子からなる．因子ごとに質問が10問あり，それぞれ「はい」「いいえ」「どちらでもない」から選択する．それにより性格類型は「A：平均型」「B：不安定積極型」「C：安定消極型」「D：安定積極型」「E：不安定消極型」の5タイプに大別され，さらに「典型」「準型」「混合型」に細分される．

②投影法

ロールシャッハテスト	Rorschach test．無彩色5枚，彩色5枚の計10枚の図版を用いる．何に見えるか，どこに（領域），何が（内容），なぜ（決定因子）見えるかを調査し，反応構造と反応過程を分析する．結果の解釈には熟練を要する．
TAT	絵画統覚検査(thematic apperception test)．ファンタジー分析の優れた技法だが，解釈・分析に熟練を要する．
文章完成テスト	Sentence completion test (SCT)．刺激語と呼ばれる60の巻頭語に続く文章を完成させ7分類（社会・家庭・身体・知能・気質・力動・思考）で統合的に解釈する．解釈には熟練を要する．

③精神作業検査法

内田-クレペリン検査	2個の1桁の数字を連続して加算する作業を一定時間行う．作業の進み具合と結果を指標として性格特性や一般精神機能などを診断する．

表8 うつ病スケールの例

ツング 自己評価式 抑うつ尺度	20項目の質問に対し「ない」「ときどき」「かなりの間」「ほとんどいつも」の4段階で自己評価する．10項目が陽性，10項目が陰性の質問内容で，入り混じった配置になっている．
STAI	State-Trait Anxiety Inventory．状態・特性不安検査．状態不安(20項目)と特性不安(20項目)の計40項目で測定する．日本版STAIが汎用されている．各項目に対し「まったく違う」「いくらか」「まあそうだ」「そのとおりだ」の4段階で答える．
CES-D	抑うつ状態自己評価尺度．20の質問項目からなり，過去1週間に対して「ない」「1～2日」「3～4日」「5日以上」のいずれかで評価する．
ベック うつ評価尺度	Beck depression inventory．21項目の点数を合計して評価する．日本語版BDI-II質問表がある．

MEMO

痛みのQOL評価

評価の基本事項

- 痛みが長期化すると,QOLの低下につながる.
- **評価**は,健康関連QOLの包括的評価尺度を用いることが多い(**表9**).

表9　代表的なQOL包括的評価尺度

SF-36v2™ 日本語版	健康関連QOLの包括的評価尺度.8つの下位尺度(身体機能・日常役割機能＜身体＞・体の痛み・全体的健康感・活力・社会生活機能・日常役割機能＜精神＞・心の健康)からなるが,痛みを有する疾患に特異的ではない.スタンダード版(自己記入式),スタンダード版(面接式),アキュート版(自己記入式)がある.使用する場合はNPO法人健康医療評価研究機構に申請が必要である.
SF-8™ 日本語版	SF-36v2™と同様に,8つの下位尺度からなる.質問は8項目だけで構成され,1～2分で終了することができる.スタンダード版,アキュート版,24時間版がある.使用する場合はNPO法人健康医療評価研究機構に申請が必要である.

評価時の注意点

- 評価尺度の使用には申請が必要な場合も少なくない.
- 痛みが強くて夜眠れなかった,痛みがひどく何もすることができなかったなど,患者の感じている痛みがQOLに及ぼす度合いについて,客観的に知ることが大切である.

問診

評価の基本事項

- 痛みの評価では,最初に問診を行うことが必須である.
- **問診**では,痛みの部位,発症時期と経過,強さや性質,増強因子,ADLへの影響などを聴取する.聴取された痛みの部位だけにとらわれず,患部を含む全体像の把握が重要となる.(問診の方法については,p.6〜11「第2章 実践で役立つ医療面接(問診)の仕方」を参照.)

評価時の注意点

- 問診中は,表情,姿勢,動作などにも留意する.

MEMO

視診（観察）

評価の基本事項

- **痛みの観察**では，患部のみではなく，患部を含む全体像の把握が大事である（**表10**）．

表10 主な痛みの観察事項

患部の視診

項目	検討・確認事項
色調	炎症症状（発赤），打撲痕などによる内出血（赤紫・黄色），壊死（黒色）など
腫脹・浮腫	炎症による腫脹の有無，浮腫の有無と状況
形態変化	形態の異常（骨折や脱臼など），形態の変化（脊柱や関節変形），四肢長の左右差
その他	創部の有無と状況，皮膚の状況（浸潤性），滲出液の有無，筋萎縮の有無など

全体像の視診

項目	検討・確認事項
姿勢	アライメント，左右差などの有無，痛みを緩和する姿勢の把握など
動作	歩容など，各動作における異変の有無，代償動作の有無など
表情・顔色	顔をしかめるなどの表情の変化や，表情が乏しく暗い印象などといった表情の様子など

（齋藤昭彦，榎本雪絵，橋立博幸：図解入門メディカルワークシリーズ よくわかる理学療法の検査・測定・評価．秀和システム；2013．p.291-292．）

評価時の注意点

- **プライバシーへの配慮**：患部の視診は，直接に皮膚面を観察することが望ましい．その際に，プライバシーには十分に配慮する．
- **環境の整備**：室温などにも注意する．できるだけ痛みが増強しないよう，リラックスできる環境にする．

運動検査

評価の基本事項

- **評価**は，痛みが発現したときの関節可動域とエンドフィール(end-feel)により行う(**表11**).
- 痛みが再現される運動，増強される運動を患者自身に実際に行ってもらい，痛みの誘発因子・増強因子を把握する．その後，検者が他動的に検査を行う．できるだけ痛みが生じない姿勢から開始し，

  - どこの関節を
  - どのような運動方向に
  - どの程度動かすと
  - どの部位に
  - どのような質の痛みが
  - どの程度，出現するか

  を正確に把握する．
- 皮膚・皮下組織・筋・腱の触診を併せて行い，圧痛点や放散痛も確認する．

評価時の注意点

- 痛みを伴うため，何度も同じ動きをさせない．
- 必要以上に強い痛みが生じないよう，できるだけリラックスした状態で行う．
- 必ず左右を比較する．
- **他動運動による痛みの検査**は，全可動域を自動運動できないときに，より有効となる．
- **痛みが発生するタイミング**：急性の病態では関節可動域の最初や全可動域に達する前に，亜急性では全可動域の最終で，慢性期では最終可動域からオーバープレッシャーを加えたいときに，痛みが発生することが多い．
- **自動運動・他動運動ともに同方向(たとえば屈曲)に動かしたときに生じる痛み**：関節に問題がある場合が多い．
- **自動運動と他動運動を反対方向に動かしたときに生じる痛み**：筋肉に原因があることが多い．(たとえば肘の自動運動で屈曲時に，他動運動で伸展時に痛みが出現する場合，上腕二頭筋に問題がある．)

表11 運動検査による評価

●正常な関節最終域感(end-feel)

ソフト (soft): 柔らかい	軟部組織衝突感(soft tissue approximation) 筋肉が接近する場合や伸張による停止感	例:肘・膝関節の屈曲
ファーム (firm): 堅い	軟部組織伸張感(tissue stretch) 関節包や靭帯が伸張された停止感	例:股・肩関節の内外旋,足関節背屈
ハード (hard): 固い	骨と骨の衝突感(bone to bone) 骨と骨の接触による停止感	例:肘関節の伸展

●異常な関節最終域感(end-feel)

筋スパズム:痛みに伴う不随意的な筋収縮	しばしば痛みを伴い,急激に固い感じで止まる	例:組織の損傷・防御反応
早い筋スパズム(early muscle spasm)	関節運動の初期に生じる	例:外傷・炎症
遅い筋スパズム(late muscle spasm)	関節運動の最終域に生じる	例:不安定・痛み
緩やかな組織伸張感("mushy"tissue stretch)	様々に抵抗感が生じて,止まる	例:筋の短縮
関節包(capsular)	組織の伸張に似た感じ	例:関節包の障害
軟らかい関節包(soft capsular)	運動初期に硬さが生じ,最終域に近づくほど増強する	例:滑膜炎,軟部組織の浮腫,急性期
硬い関節包(hard capsular)	硬い質感で止まる	例:肩関節周囲炎,慢性期
バネ様の抵抗感(springy block)	関節可動域の最終域に生じる跳ね返る感じ	例:半月板損傷
空虚感(empty feel)	構造的な抵抗感はなく,痛みにより停止する	例:靭帯損傷
骨と骨の衝突感(bone to bone)	正常可動域に達する前に,骨と骨の接触により停止する	例:骨棘形成

(齋藤昭彦,榎本雪絵,橋立博幸:図解入門メディカルワークスシリーズ よくわかる理学療法の検査・測定・評価.秀和システム;2013. p.295-296.)

触診

評価時の基本事項

- **評価**は，痛みを訴える部位から始める．圧痛点を見つけたら，調整しながら痛みのある部位に適切な圧迫を加える．
- **痛みが強い部位**では，接触面を広くし，最初は弱い力でゆっくり行い，少しずつ接触面を狭めて圧迫を強めていく．
つまり，まず圧痛はどこかを見つけ，次に触圧の強さを変化させることで、その深さを探るようにする．このように3次元的に原因部位を同定する(層別診断)（**表12**）．

表12 層別診断の手順

①痛みを訴えた場所から検査する
②自動運動，他動運動で痛みを再現し，その部位を確認する
③痛みを訴えた部位を指先で押しながら探す
④圧痛点と運動痛が同じであるかを確認する
⑤同じでなければ別の部位を探す
⑥触圧を変化させ層別原因部位を特定する

＊見つからない場合には関連痛の可能性があるので離れた場所を探す
＊＊頸部，腰部疾患ではしばしば上腕や大腿部に投射痛を引き起こす
(安藤正志：運動器疾患の徒手的機能診断手順．日本スポーツリハビリテーション学会誌　2013；2：19-22.)

- **解剖学部位の把握**：皮膚表面から圧を加えて，痛みの部位が皮膚や皮下組織，軟部組織(筋・腱)，硬組織(骨・関節)のいずれであるかを評価し(**表13**),解剖的部位を捉える．筋の場合には，筋線維の走行などを考慮し，要因を把握する．
- **関連痛**：筋の痛みでは，障害部位とは別の場所に痛みが出現することがある(関連痛)．原因としては，トリガーポイントが関与することが多い．

評価時の注意点

- **プライバシーへの配慮**：患部の触診は，直接に皮膚面に触れることが望ましい．その際に，プライバシーには十分に配慮する．
- **環境の整備**：室温などにも注意する．できるだけ痛みが生じないよう，リラックスした姿勢で行う．
- **安静時に痛みがある場合**：運動検査(自動運動・他動運動)で疼痛が誘発された部位から触診を行うが，安静時に痛みのある場合には運動検査の前に触診を行うほうがよい．

表13 痛みの触診

●主な触診項目：皮膚・皮下組織など

項目	確認・検討事項
脈拍	拍動の減弱や消失（→虚血）
温度	高い（→炎症など），低い（→虚血など）
皮膚表面の様子	皮膚表面の硬さや柔らかさ，滑らかさ
弾力性	皮下組織の硬さや柔らかさ（→腫脹や浮腫の程度）
圧痛	圧痛の有無と程度，圧痛のある部位の特定
腫瘤	腫瘤の有無や形状，大きさ，可動性，圧痛の有無と程度

●主な触診項目：筋・腱など

項目	確認・検討事項
硬さ	触ったときの硬さや張り（→筋硬結など），柔らかさ
弾力性	圧を加えたときの硬さや張り（→筋硬結など），柔らかさ
筋硬結	筋硬結の有無，筋・トリガーポイントの特定
圧痛	圧痛の有無と程度，圧痛がある部位の特定

●主な触診項目：骨・関節など

項目	確認・検討事項
形態	形態異常の有無（→脱臼・骨折・変形など）
圧痛	圧痛の有無と程度，圧痛のある部位の特定
関節水腫	関節水腫の有無と程度

（齋藤昭彦，榎本雪絵，橋立博幸：図解入門メディカルワークスシリーズ よくわかる理学療法の検査・測定・評価．秀和システム；2013．p.293-294．）

- **痛みが発生するタイミング：**軟部組織を触診し圧迫を加えると，正常では特に痛みは発生しないが，急性の場合には圧迫による組織の緊張前に痛みが出現する．亜急性では圧迫による組織の緊張で痛みが発生し，慢性では組織の緊張後のオーバープレッシャーで痛みが誘発される．
- **筋の痛み**については，患者の訴える情報は曖昧なので，注意する．それを頼りに評価すると，トリガーポイントとの関与もあり，目的とすべき部位とまったく違っていることがある．
- **筋硬結**がある場合，慢性的運動痛の存在が考えられる．筋硬結部以外の部位の確認も必要である．

STEP ✔ より理解を深めよう

本質を理解しよう

- 痛みは，脈拍，呼吸，血圧，体温に次ぐ第5のバイタルサインともいわれ，特にリハ領域での評価は非常に重要である．
- 「痛い」というだけでは痛みの原因を突き止めることができず，治療にも結び付かない．できるだけ細かい情報収集を行うことが大切となる．
- **痛みの表現**：「ジンジンする」「ズキズキする」「ビリビリする」「ピリピリする」「電気が走る」「締め付けられる」「重苦しい」「焼けるように」「割れるように」といった表現などからも，どの痛みに分類するかを見極めることが必要となる．指を切ったときの痛みや神経が障害されたときの痛みは「ピリピリ」などと鋭い表現がされ，痛い場所もはっきり同定できる．これを一次痛という．一方，二次痛は筋肉や内臓でみられ，「重だるい」などと表現され，痛みの場所もそれほど明確ではなく曖昧となる．

評価のポイント

- **評価の進め方**：患者の全身状態をおおまかに評価した後に，疼痛部位の評価を行う．このときに不安や恐れ，抑うつがみられないか，注意を払う．
- **情報収集**：日常生活への影響，痛みの部位，強さ，パターン，経過，性状，増悪因子・軽快因子，現在行っている治療への反応などを聴取する．特に日常生活への影響では，痛みにより日常生活にどの程度支障を来しているのかを確認することが重要である．睡眠への影響については，必ず聴取する．

覚えておこう

- **「急性痛」と「慢性痛」**：一般的に急性痛は，侵害刺激による痛みであり，急性痛に対するリハの評価では，多くは炎症症状の治癒とともに消失すると考えてよい．一方慢性痛は，警告信号としての役割を超えており，慢性痛患者は，身体感覚としての苦痛とともに，持続的に不快な情動体験を強いられているため，リハの評価も多元的に行う必要がある．そのため慢性痛患者は，身体的，精神的，心理的，社会的，行動的といった複数の要因との関連も考慮することが大切である．

MEMO

JUMP 実践で使えるスキルを身につけよう

1 いくつかの方法を組み合わせて評価する

痛みは，単一の評価法によって判定することは困難である．そのため，いくつかの方法を組み合わせて評価する．
こうした多元的な評価により，治療効果の判定もより精度が高くなり，患者の満足度が高い治療を行うことが可能となる．

評価の組み合わせ例：変形性膝関節症（膝OA）

たとえば，変形性膝関節症（膝OA）の痛みは，局所の炎症，機械的刺激から始まるが，神経系や心理社会的要因の影響も無視できない．そのため，膝OAの重症度と疼痛の程度が必ずしも一致しないことも多い．したがって，痛みは感覚面だけでなく，情動的な側面も関与している可能性があることを考慮する必要がある．評価法を組み合わせるといった包括的評価の考え方は，多角的な治療戦略に結びつくといえる（表14）．

表14 評価の組み合わせ例：変形性膝関節症（膝OA）の場合

- 関節局所の炎症・機械的刺激・虚血の評価（身体所見など）
- 定量的評価法（VASやNRSなど）
- 神経機能の評価（圧痛閾値検査など）
- 心理社会面の評価（うつ病スケールなど）
- 機能障害（日本版変形性膝関節症機能評価表）
- QOLの評価（SF-36など）

評価法を組み合わせることで，より客観的な評価ができる！

2 どの時点からが「慢性痛」か？

慢性痛をどの時点からとするかに関して，統一された見解はない．急性疾患の通常経過あるいは傷害の治療に十分な期間（1か月以上持続する痛み，または3か月以上，4か月以上，6か月以上とするものもある）を超えた，数か月あるいは数年間隔で再発する痛みを慢性痛と解釈するとよい．

> 急性痛と慢性痛を明確に区別できる期間はない．原因が治れば消失する急性痛は一種の警告として有益な生理的役割をもつが，慢性痛にはそのような意義はなく，いわば痛み自体が病気のため，積極的な治療が必要となる．

3 痛みを客観的に表示する

痛みは主観的なデータであるため，表15のような指標を用いて，できるだけ客観的なデータとして表示する工夫をする．

表15　痛みを客観的に捉えるための指標例

1. 痛みの原因（交通事故，帯状疱疹など）
2. 痛みがある期間（1か月間，3年間など）
3. 痛みの頻度（1日数回，持続的など）
4. 痛みの強さ
5. 痛みの強さの変化（次第に増強しているなど）
6. 痛みの部位（腰，肩など）
7. 痛みの性質（ズキンズキン，ビリビリなど）
8. 痛みに影響を与えるもの（天気，疲労など）
9. 活動に対する影響（仕事や家事ができないなど）
10. 障害補償や法律問題の有無（訴訟中であるなど）
11. これまでの治療（神経ブロック，手術など）
12. 現在および過去の薬物療法（抗うつ薬など）

> 患者の痛みをできるだけ客観的に理解することで，評価の精度を高め，それを治療に結びつけることが重要！

4 痛みの包括的評価

表16は、がん疼痛の包括的評価シートである。このような包括的な評価は、がん疼痛に限らず、リハ領域での痛みの評価に活用できるので、参考にしてほしい。

表16 がん疼痛の包括的評価シート

痛みの評価シート 氏名＿＿＿＿＿＿ ID＿＿＿＿＿＿

記入日　年　月　日　記入者（　　　　）

〇日常生活への影響

```
0：症状なし
1：現在の治療に満足している
2：時に悪い日もあり日常生活に支障を来す
3：しばしばひどい痛みがあり日常生活に著しく支障を来す
4：ひどい痛みが常にある
```

〇痛みのパターン

1. ほとんど痛みがない
2. 普段はほとんど痛みがないが、1日に何回か強い痛みがある（1日に　　回）
3. 普段から強い痛みがあり、1日の間に強くなったり弱くなったりする
4. 強い痛みが1日中続く

〇痛みの強さ

	まったくなかった ←→	これ以上考えられないほどひどかった
痛み（一番強いとき）	0 1 2 3 4 5 6 7 8 9 10	
痛み（一番弱いとき）	0 1 2 3 4 5 6 7 8 9 10	
痛み（1日の平均）	0 1 2 3 4 5 6 7 8 9 10	

○痛みの部位

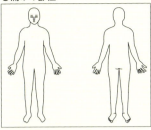

○増悪因子
1. 夜間
2. 体動
3. 食事(前・後)
4. 排尿・排便
5. 不安・抑うつ
6. その他
 (   )

○軽快因子
1. 安静
2. 保湿
3. 冷却
4. マッサージ
5. その他
 (   )

○痛みの性状

鈍い	重苦しい
鋭い	うずくような
灼けるような	ビーンと走るような
刺されたような or 刺すような	

○治療の反応

●定期薬剤
　1. なし　　　　あり　2. オピオイド(　　　　　　)
　　　　　　　　　　　3. 非オピオイド(　　　　　　)
　　　　　　　　　　　4. 鎮痛補助薬(　　　　　　)

○副作用
・眠気　1. なし　2. あり(不快ではない)　3. あり(不快である)
・見当識障害　1. なし　2. あり
・便秘　1. なし　2. あり(硬・普通・軟)
・嘔気　1. なし　2. あり(経口摂取可能)　3. あり(経口摂取不可能)

●レスキュー・ドーズ
　使用薬剤と量(　　　　　　　　　　　　　)
○使用回数と効果(　　　　　　)回/日
　使用前NRS(　　　　　)→使用後(　　　　　)
　1. 完全によくなった　2. だいたいよくなった
　3. 少しよくなった　　4. 変わらない

○副作用
・眠気　1. なし　2. あり(不快ではない)　3. あり(不快である)
・嘔気　1. なし　2. あり(経口摂取可能)　3. あり(経口摂取不可能)

(日本緩和医療学会緩和医療ガイドライン作成委員会編:がん疼痛の薬物療法に関するガイドライン(2010年版). http://www.jspm.ne.jp/guidelines/pain/2010/chapter02/02_02_02.php)

5 覚えておきたい「痛み」に関する表現

カルテの記載時などに使われる「痛み」の表現はいろいろとある．臨床的には，下記の表現を理解しておく必要がある（**表17**）．

表17 痛みの表現

acute/chronic pain	急性痛/慢性痛
superficial pain	表在痛
deep pain	深部痛
referred pain	関連痛
central pain	中枢性疼痛
peripheral pain	末梢性疼痛
psychogenic pain	心因性疼痛
soreness (spontaneous pain)	自発痛
pain at rest	安静時痛
pain on movement	体動時痛
burning pain	灼熱痛
lancinating pain	電撃痛（槍で突き抜かれるような痛み）
shooting pain	電撃痛（ビーンと走るような痛み）
allodynia	アロディニア（通常では痛みを起こさない触る程度の刺激によって引き起こされる痛み）
hyperpathia	異常疼痛症（刺激に対する異常な疼痛反応に由来する疼痛症候群）
hyperalgesia	痛覚過敏
hypoalgesia	痛覚鈍麻
nocturnal pain	夜間痛
tenderness	圧痛
pricking pain	刺痛
pain on motion	運動痛
painful arc	有痛弧
painful contracture	疼痛によるみかけ上の可動域制限
painful weakness	疼痛によるみかけ上の筋力低下
pain on the beginning of motion	運動開始痛
ischemic pain	阻血痛
pain on weight-bearing	荷重痛
phantom limb pain	幻肢痛
dull pain	鈍痛
severe pain	激痛
analgesia	痛覚欠如

6 「痛みの原因」と「痛みそのもの」を分けて評価する

痛みの評価をする際には，「痛みの原因」と「痛みそのもの」を分けて考えるとよい．

痛みの原因の評価

身体所見・画像所見などから痛みの原因を探ることで，痛みの治療に加え，原因に対する治療が可能かどうかの判断に役立てることができる．

痛みそのものの評価

患者の自覚症状としての痛みの強さ，日常生活への影響，治療の効果を判定する．これにより患者の状態に合わせた治療計画を作成できる．

> 痛みの評価は，①言葉による痛みの表現（強さ，パターン，性状），②痛みによるADLやQOLへの影響，③痛みによる心理・精神面への影響の3つに大別できる．これらの評価によって，治療目標の設定や治療効果の判定が可能となる．

7 認知機能が低下した患者に使用可能な尺度

認知機能が低下した患者にNRSの使用を推奨することは前述した．Mini-Mental State Examination（MMSE）で30点満点中21点以下の場合に認知機能に障害がある可能性が高いと判断されるが，NRSでは10～17点の中等度の認知機能低下例においても使用が可能であるとされている．
一方，VASでは18点以上の軽度の認知機能低下例での使用が可能である．

> 一般に，認知機能の低下とともに痛みに対する感受性が減少し，痛みに対する反応が鈍くなるといわれている．しかし，臨床では逆に痛みの訴えが多いケースに遭遇することもある．

8 痛みを訴えられない患者の評価

認知機能が低下した患者に限らず，自分で痛みを訴えられない患者のために，abbey pain scale (Abbey)，checklist of nonverbal pain Indicators (CNPI)，non-communicative patient's pain assessment instrument (NOPPAIN)，Doloplus 2 などの評価尺度が開発され，翻訳もされている．しかし現時点で，わが国での使用における信頼性・妥当性は検証されていない．

そのため臨床では，表情，話し方，声，体の動かし方，行動，他人とのかかわり方，日常生活の様子，精神状態などから評価する方法で対応している．

「痛い」という言語的表現がなくても，「叫ぶ」「大声をあげる」「怒る」「機嫌が悪い」「眉間にしわを寄せる」「しかめっ面をする」「手を当てる」「手で押さえる」などといった反応があれば，痛みの訴えである可能性が考えられる．

> すでにリハを施行中のケースでは，セラピストは常に痛みのことを念頭に置く．身体的な変化（いつもより元気がない，歩容が変化したなど）を観察すること，変化を見逃さずに迅速に対応することが必要となる．

9 痛みの評価で今後求められること

痛みは個々の患者で，
①過去における疼痛体験が異なる
②性別，年齢，性格，文化的背景などの違いで，痛みに対する閾値や表現が異なる
③同一患者であっても身体的・精神的状況で疼痛閾値が変化する
などがあり，共有できる感覚とはなりにくい．
しかし，患者と医療従事者が共有できる評価軸を用いることで，痛みの共通認識を築くことが可能となり，より的確な治療を提供できるものと考える．

MEMO

6 感覚検査

■何のために検査するか
- 感覚障害の有無やその程度の把握.
- 感覚障害が運動や動作の能力低下に与える影響の判定.
- 患者の安全性, 二次的合併症(熱傷, 褥瘡など)の予防に必要な情報を得る.

■何を検査するか
- 感覚(図1)の中の体性感覚, 異常感覚.

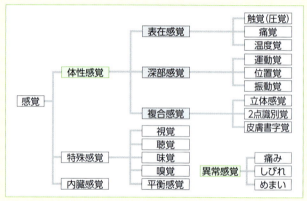

図1 感覚の種類

■使用する器具
- 感覚検査器具(図2).

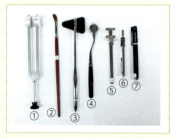

図2 感覚検査器具
①音叉, ②筆, ③ハンマー, ④ピン車, ⑤ノギス, ⑥知覚計, ⑦ペンライト

HOP 基本となる知識

触覚＜表在感覚＞

検査の基本事項

- **器具等**は，ティッシュペーパー，筆，綿棒，指先などを用いる．
- **判定法**：健側の感じを10としたときに，患側がどの程度かを答えてもらう（表1）．
- **刺激の加え方**：皮膚に軽く触れる．患者がわからないときには軽くなでるようにする．
- **触れ方**：四肢は長軸に平行に，胸部や腹部は，肋骨に平行に触れる．

表1 触覚障害の程度と分類

程度	分類
10より小さい	触覚鈍麻※
0の場合	触覚消失
10より大きい	触覚過敏

※1～3の場合：重度鈍麻
　4～6の場合：中等度鈍麻
　7～9の場合：軽度鈍麻

- 患者には，触れたらすぐに「はい」と答えてもらう．
- **検査の順序**は，顔，頸，上肢，体幹，下肢と，上から下へと進めていく．
- 同部位の左右差，同側の上下肢の差，同一肢の近位部と遠位部の差を把握する．
- **反応の観察**：何回かに1回は触れたふりをして実際には触れないでおき，患者の反応を観察する．

検査時の注意点

- 触れる際はできるだけ軽く触れるようにし，振動を与えないようにする．
- 左右で比べるときは，必ず同じ時間の長さで触れるようにする．
- 感覚障害の部位や程度は，患者の回答どおりに記載する．

痛覚＜表在感覚＞

検査の基本事項

- **器具**は，安全ピン，ルレット，つまようじなどを用いる．
- **判定法**：健側の痛みを10としたときに，患側がどの程度かを答えてもらう（**図3，表2**）．
- **刺激の加え方**：痛みを感じる程度に軽く刺激を加える．
- 初めは大まかに上下，左右を比較しながら，障害部位を特定していく．
- 刺激を強くしたり弱くしたりして，障害の範囲を決定する．
- 障害の程度や左右差を判断するため，健側と同部位に行う．
- **反応の観察**：何回かに1回は刺激したふりをして実際には刺激せず，患者の反応を観察する．
- 答えが遅れるようであれば，遅延痛覚（delayed pain）が考えられる．

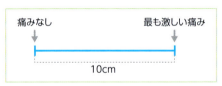

図3　VAS

評価法はp.119参照．

表2　痛覚障害の程度と分類

程度	分類
10より小さい	痛覚鈍麻※
0の場合	痛覚消失
10より大きい	痛覚過敏

※1〜3の場合：重度鈍麻
　4〜6の場合：中等度鈍麻
　7〜9の場合：軽度鈍麻

検査時の注意点

- 刺激を加えた際に，痛みではなく触覚として感じる患者もいるので，必ず痛みの感覚かどうかを確認する．

- **痛覚鈍麻の場合**は，障害部位から正常部位へと検査を進める．正常部位から障害部位へと検査を進めると，感じた感覚が残ってしまい，障害の範囲の境目が特定できなくなる．
- **痛覚過敏の場合**は，鈍麻の場合とは逆に，正常部位から障害部位へと検査を進めると，障害部位が特定しやすい．
- **意識障害や返答困難な患者の場合**は，少し強めの刺激を与え，それに対する手足や顔の反応を見て判断する．
- **感染対策**のため，使い捨てタイプのもの(つまようじなど)を用いるほうがよい．

温度覚＜表在感覚＞

検査の基本事項

- **器具**は，温水(40〜45℃)と冷水(5〜10℃)を入れた2種類の試験管またはフラスコを用いる．
- **判定法**：患者には，「温かい」か「冷たい」かを答えてもらう．わからないときは，接触時間を延長する．
健側の感じを10としたときに，患側がどの程度かを答えてもらう(表3)．
- **刺激の加え方**：試験管などを患者の皮膚に3秒程度，密着させる．接触面積は一定にする．
- 障害の程度や左右差を判断するため，健側と同部位に行う．
- **反応の観察**：何回かに1回は触れたふりをして実際には触れず，患者の反応を観察する．

表3　温度覚障害の程度と分類

程度	分類
10より小さい	温度覚鈍麻※
0の場合	温度覚消失
10より大きい	温度覚過敏

※1〜3の場合：重度鈍麻
　4〜6の場合：中等度鈍麻
　7〜9の場合：軽度鈍麻

検査時の注意点

- **試験管の状態**：表面が濡れていると温度の感じ方が変わるので，表面は乾いた状態にする．また，試験管が小さいとすぐに温度が変化するため，注意する．
- **高齢者や末梢循環不全患者の場合**は，神経障害がなくても温度覚が鈍麻していることがある．

運動覚＜深部感覚＞

検査の基本事項

- 器具は使用しない．
- **判定法**：初めは患者が開眼した状態で，検者が足趾や手指の側面をつかみ，受動的に伸展・屈曲させる．患者に，伸展させたら「上」，屈曲させたら「下」と答えるように指示する．
  次に閉眼させて同じ動作を行い，同様に答えてもらう．
  同部位で5回施行し，正答回数から障害の程度を判定する（**表4**）．
- **反応の観察**：小さな動きではわからないようであれば，動きを大きくしたり速くしたりして変化を与え，左右を比較する．
- **答え方**は，口頭によってか，反対側の四肢でまねをしてもらう．
- 間違いがある場合には，何回正しかったかを記載する．間違いの回数が多いときには，異常が疑われる．

表4　運動覚障害の程度と分類

程度	分類
5より小さい	運動覚鈍麻
0の場合	運動覚消失
5の場合	正常

検査時の注意点

- **足趾のつかみ方**：下方を支えるようにせず，側面をはさむようにする．
- **四肢の保持**：検査中は，検者は患者の肢を保持する位置を変えないようにする．
- **手指や足趾の動かし方**：指を動かす大きさ（範囲）や速度で刺激は大きく変化するため，初めはゆっくりと小さな動きから行う．
- **反対側の四肢に麻痺や疼痛などがある場合**には，口頭で回答してもらう．
- **刺激の強さ**：健常部位，障害部位ともに同一となるようにする．
- **手足の運動覚が侵されているとき**は，ほかの大関節の検査も行う．

位置覚＜深部感覚＞

検査の基本事項

- **器具**は使用しない．
- **判定法**：閉眼させた患者の一側上下肢を他動的に任意の位置に保持し，対側肢でその位置を模倣させる．
同部位で5回施行し，正答回数から障害の程度を判定する(**表5**)．
- **反応の観察**：小さな動きではわからないようであれば，動きを大きくしたり速くしたりして変化を与え，左右を比較する．
- **答え方**は，口頭によって，または反対側の四肢でまねをしてもらう．位置が合っていなかったり，まねできない場合には，異常が疑われる．
- **関節定位置覚（母指探し）試験**：
患者を閉眼させて，検査する上肢を検者が保持し，患者に反対側の手指で保持している上肢の母指をつかんでもらい，すばやくできるかを確認する．

表5 位置覚障害の程度と分類

程度	分類
5より小さい	位置覚鈍麻
0の場合	位置覚消失
5の場合	正常

検査時の注意点

- **四肢のつかみ方**：下方を支えるようにせず，側面をはさむようにする．
- **四肢の保持**：検査中は，検者は患者の肢を保持する位置を変えないようにする．
- **四肢の動かし方**：指を動かす大きさ（範囲）や速度で刺激は大きく変化するため，初めはゆっくりと小さな動きから行う．
- **反対側の四肢に麻痺や疼痛などがある場合**には，口頭で回答してもらう．
- 検査はランダムにし，多関節運動を行う．
- **近位関節を検査する場合**，さまざまな制約が伴うため，正確な評価は難しい．

振動覚＜深部感覚＞

検査の基本事項

- **器具**は，音叉を用いる．
- **判定法**：検者が振動させた音叉（振動数128Hz）を鎖骨，胸骨，肘頭，橈骨茎状突起，上前腸骨棘，脛骨内果・外果などの骨突出部にあて，振動を感じるかを聴取する．振動が消失するまでの時間を記録する方法（**表6**）と，振動を止め，止まったと感じたら「止まった」と答えてもらう方法がある．
- 反対側の同部位にも行い，比較する．

表6 振動覚障害の程度と分類

程度	分類
10～14″	軽度鈍麻
10″以下	重度鈍麻

検査時の注意点

- **高齢者の場合**は，特に器質的障害がなくても減弱していることがある．
- 四肢の末端，すなわち指の遠位部から障害されることが多い．
- **音叉の振動**が一定になるように注意する．
- 振動している間に「止まった」と患者が言う場合は，すぐに反対側に当てて感じるかを確認すると低下の判定ができる．

立体感覚＜複合感覚＞

検査の基本事項

- **器具**は，鍵，腕時計，鉛筆，はさみなど日常よく使用する物品を用意する．
- **判定法**：患者に閉眼した状態で用意した物品を握らせて，何かを答えてもらう．一側で判定できなければ，反対側で同様に行う．

検査時の注意点

- 物品名が思い出せない場合は，形，大きさ，何でできているかなどを答えてもらう．
- **頭頂葉障害がある場合**，立体認知のみが消失する．これを立体認知不能（立体覚失認）という．

2点識別覚＜複合感覚＞

検査の基本事項

- **器具**は，ディスクリミネーターやコンパスを用いる．
- **刺激の加え方**：検査具の重量のみで刺激し，圧を加えない．
- **判定法**：コンパスなどで皮膚の1点もしくは2点（同時に触れる）を刺激し，患者に2点で触ったら「2」，1点で触ったら「1」と答えてもらう．2点であることが十分認識できる距離から始め，徐々に2点間の距離を縮めていく．2点と1点の区別がつかなくなった2点間の距離がその部位での閾値となる．各部位の2点識別最短距離（**表7**）より長い閾値を示した場合，2点識別覚が障害されていると判断する．
- **反応の観察**：2点だけでなく，ときどき1点の刺激を入れ，答えの正確性を判断する．

表7　2点識別距離の違い

口唇	2～3mm
指先	3～6mm
手掌・足底	15～20mm
手背・足背	30mm
脛骨面	40mm
背部	40～50mm

検査時の注意点

- 身体部位により識別しうる2点間の距離は大きく異なる．
- 2点の刺激は身体の長軸に沿って行い，2点を同時に刺激する．

皮膚書字覚＜複合感覚＞

検査の基本事項

- **器具**は，指先，鉛筆，マッチ棒など先端が尖ったものを用いる．
- **判定法**：患者の手掌，前腕，大腿などに，検者が0～9までの数字や○×△などの記号を書き，患者に何を書いたかを答えてもらう．最初は開眼で1,2回テストし，その後に閉眼で行う．

検査時の注意点

- 数字や記号を書くときには，対面ではなく，患者と同じ向きで書くようにする．
- 触覚が正常で，この検査が異常であれば，対側性頭頂葉の障害が考えられる．

痛み・しびれ＜異常感覚＞

検査の基本事項

- 性質，強さ，範囲と部位，誘発・増強・軽減因子，持続時間，睡眠への影響などについて確認する．

検査時の注意点

- 患者は様々な表現で答えるので，患者の表現そのものを記録に残す．
- **しびれ**についても，患者によっては筋力低下や感覚鈍麻を「しびれている」と表現する場合がある．

めまい＜異常感覚＞

検査の基本事項

- 種類，内容，誘発・増強・軽減因子，強さと持続時間について確認する．

検査時の注意点

- 患者は様々な表現で答えるので，患者の表現そのものを記録に残す．

STEP ✎ より理解を深めよう

本質を理解しよう

- 感覚検査はすべて患者の訴えから判断するため,検査結果の信頼性をどのように高めるかが重要である.
  たとえば認知症患者などの場合,検査結果の信頼性は乏しく,患者によっては過剰な反応を示したり,わからないのにわかっていると答えることもある.
  検査結果の信頼性を吟味するためにも,患者の動作をしっかり観察して検査結果との関連性を考えることが重要である.

検査のポイント

- **感覚検査における留意点**
①患者の意識,知能,精神状態に異常がないかを確認し,正確な検査の可否を判断する.
②検査結果には,検査時の答え方も大きく影響する.あらかじめどのように答えたらよいかを十分に説明しておく.
③感覚検査は周りの環境に影響を受けることがある.意識を集中してもらうためにも,比較的静かな場所で行う.また手足を露出しなければならないため,室温にも配慮する.
④「ここは感じますよね?」といった暗示や誘導をする尋ね方は絶対にしてはならない.
⑤刺激を感じたらすぐに答えてもらう.「ここはわかりますか?」というように尋ねてから考える時間を与えないようにする.
⑥患者の答えを正確に記入することが大切である.検者の先入観を記録しないようにする.
⑦患者に疲労を与えないよう,十分に配慮する.

覚えておこう

- **意識障害や認知症などがある場合**,正確に検査をすることは困難である.したがって,ほかの神経学的所見を含め,さまざまな情報を統合し,総合的に判断することが大切である.
- **脊髄損傷や末梢神経障害などがある場合**,損傷を受けた脊髄の髄節や末梢神経と,感覚障害が出現している身体部位との関連性を把握するために,皮膚分節(デルマトーム,p.158参照)などを用いて障害を評価する.
- **脳血管障害などがある場合**,感覚中枢や伝導路の障害が生じることがあるため,四肢ごとに詳細に評価する.

JUMP 実践で使えるスキルを身につけよう

1 感覚は「感情」や「環境」にも影響される

感覚検査の結果は，患者の心理状態が大きく影響することがある．たとえば，心理的にかなり落ち込んだ状態のときには，過剰あるいは過敏に反応することもあり，それが真の結果かどうかの判断をするのが難しい．

環境面の影響を受けることも少なくない．同じ検査を行っても，静かな場所と騒がしい場所とでは結果が異なることがある．基本的には，検査に適した静かな環境で実施することが大切である．

人の感覚はデリケートであるため，細心の注意を払って行うべきである．

魂の一言！ 部分だけでなく，全体を見ること！ 患者の全体像を見ていなければ，正しい評価はできない！

2 脳卒中患者の痛みとしびれ

脳卒中患者の痛みやしびれは，多くみられる後遺症であるが，その後の生活に支障を来すなど重大な問題となることも少なくない．
「しびれ」は，感覚を伝える神経回路や感覚中枢に異常があると考えられ，いわゆる異常感覚の一つである．一方，「痛み」は，麻痺肢の筋肉や骨，関節などの痛み，拘縮に伴う痛みなどさまざまなものがある．中枢性の痛みでは，視床出血や視床梗塞などによる視床痛などもあり，苦痛を伴い，難治性といわれている．
したがって，脳卒中患者に対する痛覚検査では，これらのことを十分に理解した上で，検査結果を解釈する必要がある．

痛みやしびれの原因は何なのか，評価時にはあらゆる可能性を考えるべきである．

3 人工関節置換術後患者の感覚障害に注意する

痛みが強くなった変形性膝関節症患者への外科的治療として，しばしば人工膝関節置換術（TKA）が実施される．このときに人工関節に置換したことで関節周囲の受容器が傷害され，表在感覚が鈍麻することがある．
そのため，もともとは感覚障害がなかった運動器疾患患者に対しても，人工関節置換術後には感覚検査を実施することが必要となる．

同様な理由で，人工関節置換術後の患者に理学療法でホットパックなどの「温熱療法」やアイスパックなどの「寒冷療法」を実施する際には，熱傷（低温熱傷）に気をつける必要がある．

4 脊髄損傷患者に対する感覚検査

脊髄損傷患者の感覚検査ではデルマトームを使用するが，検査前にはMRI画像などで損傷部位を確認しておこう．これは，損傷部位を確認しておくことで，ある程度予測しながら感覚検査を実施できるからである．また，感覚検査を実施しながら運動機能を予測することにより，その後の評価も効率よく行うことができる．

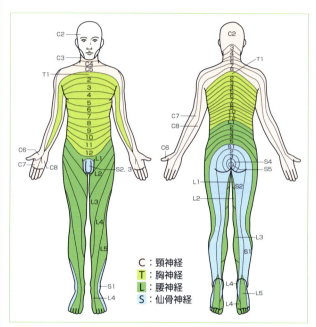

図4　デルマトーム

感覚検査は予測をもって行うべき！
予測と異なっていたら何が原因かを考えることが大切である．

評価の前に患者の機能や状態を予測しておく．

5 深部感覚とバランス機能

脊髄後索の障害などでは，深部感覚や触覚などが障害されるため，バランス機能に影響が出てくる．深部感覚（位置覚・運動覚）が障害される脊髄性運動失調では，ロンベルグ徴候[注]が陽性となる．つまり，深部感覚が障害されている場合は，視覚情報が身体のバランス機能にとって重要になるため，視覚を遮断すると身体が揺れるのである．そのため，患者にとって感覚情報は，立位保持や動作を行うためにとても重要となる．

注）ロンベルグ徴候
被験者に，足をそろえ目を閉じて直立させたときに，身体に揺れが生じたらロンベルグ徴候が陽性と判断される．つまりこの身体の揺れは感覚性（位置覚の消失）であることを示唆することになる．

感覚が動作に与える影響を考えよう！

7 反射検査

■何のために検査するか
- 運動にかかわる神経系の異常を見つける．
- 機能不全の原因（中枢神経障害，末梢神経障害，筋萎縮・廃用症候群）を鑑別し，治療法の決定に役立てる．
- 反射の異常が運動動作に与える影響を考察する．

■何を検査するのか
- 深部（腱）反射（表1），表在反射（表2），病的反射．

表1 深部（腱）反射の種類

観察される部位	腱反射	求心性神経	反射中枢	遠心性神経
顔	下顎反射	三叉神経	橋	三叉神経
上肢	上腕二頭筋反射	筋皮神経	C_5, C_6	筋皮神経
	腕橈骨筋反射	橈骨神経	C_5, C_6	橈骨神経
	上腕三頭筋反射	橈骨神経	$C_6 \sim C_8$	橈骨神経
下肢	膝蓋腱反射	大腿神経	$L_2 \sim L_4$	大腿神経
	内転筋反射	閉鎖神経	L_3, L_4	閉鎖神経
	アキレス腱反射	脛骨神経	$L_5 \sim S_2$	脛骨神経

（田崎義昭ほか：ベッドサイドの神経の診かた．改訂17版．南山堂；2010．p.91.を一部改変）

表2 表在反射の種類

観察される部位	観察される反射	求心性神経	反射中枢	遠心性神経
顔	角膜反射	三叉神経	橋	顔面神経
	くしゃみ反射	三叉神経	脳幹および上部脊髄	三叉，顔面，舌咽，迷走神経および呼気に関する脊髄神経
	咽頭反射	舌咽神経	延髄	迷走神経
体幹	腹壁反射	5～12神経	$Th_5 \sim Th_{12}$	5～12神経
	挙睾筋反射	大腿神経	L_1, L_2	陰部大腿神経
	肛門反射	陰部神経	$S_3 \sim S_5$	陰部神経
下肢	足底反射	脛骨神経	L_5, S_1, S_2	脛骨神経

（田崎義昭ほか：ベッドサイドの神経の診かた．改訂17版．南山堂；2010．p.91.を一部改変）

深部（腱）反射

HOP 基本となる知識

深部（腱）反射は，骨格筋の腱を叩くことで筋に急激な伸張を与えたときに起こる．筋紡錘への刺激がIa線維に伝えられ，脊髄のα運動ニューロンを刺激することで自己の筋収縮を起こす反射である．反射検査では，深部（腱）反射は脊髄疾患や末梢神経障害の重症度の把握や効果判定に有用である．

検査の基本事項（表3）

- **器具**は，ハンマーを用いる．ハンマーは手首のスナップを効かせ，スムーズに振る．
- 患者には心配しないで全身の力を抜いてもらうように促し，楽な姿勢を取ってもらう．
- 四肢を動かして検査する筋に適当な伸張が加わる肢位にする．

検査時の注意点

- ハンマー使用時に余分な力が入り手首が固定された状態では，反射を誘発する適度な刺激を加えられない．
- **ハンマーでの叩き方**：直接叩く場合と，指を置いてその上を叩く場合がある．反射が減弱しているときに，指を置いて腱に直接触れると，視覚的には判断できなくても，置いている指で触知することが可能である．
- 検査する筋が過度に伸張されていたり，短縮位にあると反射を誘発しにくいため，適度な伸張位で行う．
- **姿勢による影響**：緊張性頸反射のように姿勢変化で四肢の筋緊張が変化することがあるため，患者の肢位は左右対称となるようにする．

表3 深部(腱)反射の検査方法

反射	検査法	正常な場合	検査場面
下顎反射	患者には口を半開きにしてもらう．検者は下顎中央に示指の指先をあてて，指の遠位指節間関節付近をハンマーで叩く	口が閉じる（実際にはほとんどみられない）	
上腕二頭筋反射	肩関節を軽度外転，肘関節を軽度屈曲させる．上腕二頭筋の腱を母指または示指で押さえ，腱の真上を叩くように自分の指をハンマーで叩く	肘関節が適度に屈曲	
腕橈骨筋反射	肩関節を軽く外転し，肘を関節屈曲，前腕回内・回外の中間位または軽度回内位にし，橈骨茎状突起の2〜3cm上方をハンマーで叩く	肘関節が適度に屈曲	
上腕三頭筋反射	肩関節を外転させ，肘関節を90°屈曲位にさせる．肘頭のすぐ上で上腕三頭筋をハンマーで叩く	肘関節が適度に伸展	
膝蓋腱反射	背臥位で行う場合は両膝を20〜50°屈曲させる．座位で行う場合は，下腿をベッドや椅子から下ろした肢位で行う．膝蓋腱を確認し，その部位をハンマーで叩く	膝関節が適度に伸展	
内転筋反射	背臥位で下肢を伸展，軽く外転・外旋させる．大内転筋の腱を確認し，その部位をハンマーで叩く	股関節が適度に内転	
アキレス腱反射	背臥位で行う場合は，下肢を軽度に外転・外旋させ，膝関節を軽度に屈曲させる．座位で行う場合は，下腿を椅子から下ろした肢位で行う．足の裏を持ち，足関節を背屈させ，ハンマーで叩く	足関節が適度に底屈	

STEP ❼ より理解を深めよう

本質を理解しよう

● 深部(腱)反射異常の臨床的意義：(表4)

表4 深部(腱)反射異常の臨床的意義

反射の亢進	・反射中枢より上位の障害があることを示している ・著明な亢進があるときでも，左右対称的で，病的反射がなければ，精神緊張が原因の可能性がある ・片側性または両側性の亢進があり，左右差がある場合には，病的意義を有する場合が多い ・一般的に筋緊張が亢進状態であれば，深部(腱)反射も亢進しているが，時にそれが認められないこともある ・健常人でも亢進することがあるため，左右対称的であるかを診る
腱反射の減弱または消失	・一般的に反射弓に障害があることを示している．下位運動ニューロンの障害または筋疾患などが考えられる ・腱反射の減弱または消失が両側性に認められ，感覚障害を伴っていれば，多発性末梢神経障害の可能性が強い
病的反射	・両側性に病的反射があれば，錐体路の両側性の障害である．脳幹，脊髄障害によることが多い

● 深部(腱)反射結果の判定(表5)：反射の判定では，質的・量的な変化だけでなく，同じ反射で左右差があるかが重要である．

表5 判定基準

消失(-)
低下(±)
正常(+)
軽度亢進(++)
中等度亢進(+++)
高度亢進(++++)

検査のポイント

● **反射を増強する方法**：深部(腱)反射が減弱または消失している場合は，反射を増強する方法を試みる(表6)．

表6 反射を増強させる方法の一例

- 検査から注意をそらすために，患者に話しかける
- 被検部から離れた場所の筋を能動的に強く働かせる．たとえば，患者に両手指を組ませ，左右に引っ張るように指示し，その瞬間に深部(腱)反射を検査する(p.171参照)
- 筋が萎縮している場合は，反射は減弱または消失するため，筋に直接手をあてて収縮を感じる

表在反射

HOP 基本となる知識

表在反射は，皮膚や粘膜に，針やティッシュなどによって体性感覚刺激を与えたときに出現する反射である．
皮膚表在反射の消失は，錐体路障害の重要な徴候である．

検査の基本事項(表7)

- **器具**は，部位により，ティッシュ，こより，針，ピン，鍵，ハンマーの柄などを用いる．

検査時の注意点

- 表在反射は健常人(特に高齢者)でもみられない場合があるため，消失が必ずしも異常とは言えない．左右差があるときには異常とする．

STEP より理解を深めよう

覚えておこう

- この反射は多シナプス反射であり，潜伏期が長く，疲労しやすい．
- 刺激の反復により加重(summation)されて反射が出やすくなる場合と，反復による慣れや疲労によって最初に出現したものが消失する場合がある．

表7 表在反射の検査方法

反射	検査法	正常な場合	検査場面
角膜反射	一側の指を示し，患者に注視させる．もう一方の手でよじったティッシュを用いて外側から刺激する．左右差を確認する	直ちに両眼が閉じる．	
くしゃみ反射	こよりなどで患者の鼻の粘膜を刺激する	くしゃみが誘発される	
咽頭反射	患者の咽頭後壁の粘膜を舌圧子などで刺激する	催吐しそうな反応がみられる	
腹壁反射	背臥位にして両下肢の膝関節部を軽く曲げる．腹壁を軽く弛緩させ，肋骨縁・上・中・下に分けて，先の鋭い針などで刺激する	腹壁にある筋の収縮により，臍または白線が刺激された側に迅速に動く	
挙睾筋反射	大腿内側面に沿って上から下に向けてピンなどで軽くこする	挙睾筋が収縮し，睾丸が挙上する	
肛門反射	肛門周辺や会陰部を針でこすったり，直腸内に指を挿入する	肛門括約筋が反射的に収縮する	
足底反射	足の裏を針や安全ピン，ハンマーの柄，鍵などで踵から前方にこする	足底刺激により母趾が屈曲する	

病的反射

HOP 基本となる知識

病的反射は，健常人では通常観察されないが病的状態で出現するものである．正常ではみられない反応の出現を「陽性」とする．ただし，乳幼児では正常でもみられ，発達とともに消失する．
病的反射の出現は，錐体路障害の特徴である．ただし，上肢の病的反射の出現は，必ずしも錐体路障害を意味するものではないともいわれている．

検査の基本事項（表8）

- **器具**は，部位により，ハンマー，鍵，先が尖ったものなどを用いる．

検査時の注意点

- 最初は軽い刺激で行い，徐々に刺激強度を高めていく．
- 反射の発現には刺激の加重が必要なこともある．1回だけでなく，何回も行って反応を確認する．
- 健常人でも深部（腱）反射亢進時には出現するため，陽性でも厳密には異常といえないことがある．

STEP より理解を深めよう

覚えておこう

- **原始反射**は，乳幼児期では正常児にみられるが，成人期には消失し，病的状態で再び出現する．
- 原始反射とは，脊髄・脳幹に反射中枢をもち，胎生5～6か月より発達して，脳の成熟とともに消失し始め，さらに高次の神経機構（中脳・大脳皮質）の完成により抑制されていく反射である．通常，生後3か月までにみられるもので，把握反射，吸引反射などがある．

表8 病的反射の検査方法

反射	検査法	陽性の場合
吸引反射	口を軽く開かせ,上唇から口角にかけて舌圧子やハンマーの柄で軽くこする	口をとがらせて乳児が乳を飲むのに似た運動が生じる
口尖らし反射	上唇の中央を指先かハンマーで軽く叩く	唇が突出して唇にしわができ,尖り口になる
手掌頤反射	母指球を鍵などでこする	同側の下顎の筋が収縮する
ホフマン反射	手関節を軽く背屈させ,中指の末節を挟み,検者の母指で患者の中指のところを鋭く手掌側にはじく	母指の屈曲内転がみられる
トレムナー反射	手関節および手指を軽く屈曲させ,中指の末節を支え,中指の先端手掌面を強くはじく	母指の屈曲内転がみられる
把握反射	検者の指を患者の母指と示指の間から手の中に入れ手掌を圧迫する	全指が屈曲して検者の指を握りしめる
バビンスキー反射	足底外側部を踵から足趾へ向かって尖ったものでこする	母指の背屈がみられる
チャドック反射	足外果の下方を踵から足先に向かって尖ったものでこする	母趾背屈が誘発される
マリー・フォア反射	一側の足趾全体を屈曲させる	下肢全体に屈曲が起こり,足関節は背屈する

7 反射検査 病的反射

クローヌス(間代)

HOP 基本となる知識

クローヌス(間代)は，深部反射の著明な亢進を意味している．

検査の基本事項(表9)

- **器具は**，使用しない．

表9 クローヌスの検査方法

クローヌス	検査法	陽性の場合	検査場面
膝蓋クローヌス	伸展した下肢の膝蓋骨を母指と示指でつかみ，すばやく下方に押し下げて，力を加え続ける	膝蓋骨が繰り返し上下運動する	
足クローヌス	膝を軽度屈曲させ，一方の手で膝を下方から固定，もう一方の手で患者の足底部をすばやく背屈させる	下腿三頭筋が間代性痙攣を起こす	

検査時の注意点

- 腱に対して上手に伸張を加えないと，クローヌスが出ないことがある．

STEP より理解を深めよう

本質を理解しよう

- **クローヌスの臨床的意義：**(表10)

表10 クローヌスの臨床的意義

- 間代の程度が弱く，数回で終わってしまう場合は，偽性間代とよばれるが，これは一過性間代と考える
- 一側性に出現すれば，錐体路障害を疑うべきである
- 間代は足，膝の順に起こりやすい

MEMO

JUMP 実践で使えるスキルを身につけよう

1 反射を利用した治療法

中枢神経疾患患者に対する理学療法では，これまでにさまざまな治療法が報告され，実践されてきた．その中に反射を利用した治療法がいくつかある．
中枢神経疾患のリハビリテーションで用いられる運動療法の治療体系に，神経生理学的アプローチあるいはファシリテーションテクニックといわれるものがある．これらは，筋力トレーニングや関節可動域練習などとともに，これまで広く用いられてきた．

1940年代以前の治療法

たとえば，歴史的に1940年代までは，神経筋再教育としての運動療法は，一つの筋あるいは一つの関節の動きに関与する筋群の収縮に重点を置き，筋のマッサージ，筋の可動域練習，筋力トレーニングなどの方法が主なものであった．しかし，これらの治療法は，末梢神経障害による麻痺以外には効果が不十分であった．

1940年代前半の治療法

その後フェイは，系統発生学的見地から原始的な神経反射を利用した治療法を脳性麻痺児に用いたが，これは通常の随意運動は不可能であっても，系統発生のある段階での反射パターンがみられることがあり，この残存パターンを治療に用いたものである．

第二次世界大戦後から現在の治療法

第二次世界大戦後に運動療法に導入された神経生理学的アプローチとしては，ボバースらの脳性麻痺や片麻痺の治療手段としてのneurodevelopmental approach，カバットらのproprioceptive neuromuscular facilitation (PNF)，片麻痺に対するブルンストロームのneurophysiological approachなどがあげられ，これらはすべて反射を利用した治療法である．

反射は単なる検査の方法ではない．
治療としても利用できる．

2 反射の減弱・消失時には反射増強法を実施する

反射検査を行ったときに，反射が減弱している，あるいは消失している場合，それだけで異常と判断せずに，反射増強法を用いて再度検査を行おう．

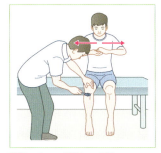

図1　イェンドラシック法

イェンドラシック法

反射増強法では，「イェンドラシック法」とよばれる方法が最も一般的である（図1）．これは検査中に患者に両手を組んで左右に力を入れて引いてもらい，それと同時に腱反射を行う方法である．

このイェンドラシック法により，反射亢進が惹起され，その肢の随意運動の開始が容易に，かつすばやくなる．

メカニズムはまだ完全には解明されていないが，遠隔筋の随意的な収縮により，目的とする筋（または肢）の随意運動開始にかかわる脊髄α運動ニューロンの興奮性が亢進するためと考えられている．

片麻痺患者への反射増強法

片麻痺患者の場合，バビンスキー反射が，顔を障害側に向けると出にくくなり，健側に向けると出やすくなることがある．これは姿勢反射によって反射が増強されるためである．反射を増強するには，足の裏をこすると同時に，片方の手でオッペンハイム反射（p.172参照）を行うと出やすい．

検査の信頼性を高めるには工夫が必要である．

3 バビンスキー反射の変法

バビンスキー反射のほかにも，母趾の背屈現象を引き起こす反射が，刺激部位の違いによって6つある（**表11**）．判定はすべて母趾の背屈が起こるかどうかで行う．

表11　バビンスキー反射の変法

反射	検査法
チャドック反射	足部の外果の下方を踵から足先に向けて，針またはハンマーの柄でこする
オッペンハイム反射	脛骨内側縁を上から下に指でこすりおろす
ゴードン反射	ふくらはぎを指で強くつまむ
シェファー反射	アキレス腱を強くつまむ
ゴンダ反射	足の第4趾をつまみ，他動的に強く前下方（底屈）させる
シトランスキー反射	第5趾を強く外転させ，1～2秒保って急に離す

同じ現象を引き起こす反射には多くの種類がある．

いつも同じ手法で評価していないか？
重要なのは"その患者"に合った評価法を考え，選択することである．

4 ホフマン反射とトレムナー反射の違い

手指屈曲反射は正常な反射であるが，健常者では出にくいため，一般的に病的反射として扱われている．その中の代表的なものとして「ホフマン反射」と「トレムナー反射」があるが，これらの違いは何だろうか？

ホフマン反射は前述したように，患者の手関節を軽く背屈させ，中指の末節を挟み，検者の母指で患者の中指のところを鋭く手掌側にはじくと，患者の母指が内転，屈曲すれば陽性と判断される（図2a）．

一方，トレムナー反射は，患者の手関節および手指を軽く屈曲させ，検者の左手で患者の中指の末節を支え，右の中指または薬指で患者の中指の先端手掌面を強くはじくと，母指が内転，屈曲すれば陽性と判断される（図2b）．

いずれの反射も，一側のみ陽性の場合に錐体路障害を考える．

これら2つの反射は，出現する反応は同じであるが，手指のはじき方が若干異なることを理解しておく．

a.ホフマン反射   b.トレムナー反射

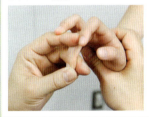 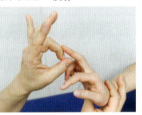

図2 ホフマン反射とトレムナー反射

 似たような反射検査があるため，混同しないように注意しよう．

 検査はたくさん行えばよいというものではない！　大切なのは検査結果をどう解釈し，治療に結びつけるかである．

8 筋緊張検査

■何のために検査するのか
- 筋緊張の異常を引き起こす原因を見出し,原因に対してアプローチする.
- 筋緊張の異常と姿勢・動作の異常との関係を判断.

■何を検査するのか
- 筋緊張の亢進および低下の判定(表1).
- 安静時筋緊張検査,他動運動での筋緊張検査,動作時筋緊張検査を行う.視診,触診,被動試験,そのほかのテスト方法によって判定.

表1 筋緊張の分類

低下	筋弛緩
正常	
亢進	筋スパズム,痙縮,固縮・強剛

安静時筋緊張検査

HOP 基本となる知識

安静時(静的)における筋緊張の状態を評価する.

検査の基本事項

- **検査法**:ある姿勢(背臥位,座位,立位など)を保持させた状態での筋緊張を,視診・触診により観察する.
- **体位による影響**:背臥位→座位→立位にするに伴い,筋緊張の亢進がみられる.
- 基本姿勢となる背臥位では,全身の筋を弛緩させる状態にする.筋緊張が低下していると,全体的に横に広がっているように見える.筋緊張が亢進している場合には,筋が膨隆しているように見える(表2).

表2 安静背臥位での筋緊張の視診

筋の場所	姿勢	低下 視診	低下 一般事例	正常 一般事例	亢進 視診	亢進 一般事例
前面の筋（腹側面）	背臥位	筋自体の重みで横へ広がる．その結果として筋自体のレリーフがなくなる	・空気があまり入っていないボール ・つきたての餅がゆっくり横へ広がった様子	・ちょうどよく空気が入ったボール	筋自体のレリーフがより明確に見える．時に筋緊張亢進のため，筋端である腱も浮き上がる	・サラミのような縮みがみられることもある
後面の筋（背側面）	背臥位	前面部分に押しつぶされ横へ広がる．その結果として筋自体のレリーフが崩れる	同上	同上	同上	・空気の十分入ったボールを上から押した状態
後面の筋（背側面）	背臥位からの末端の挙上と横振り（横揺すり）	垂れ下がる．筋を横へ振ると揺れる	同上 ・揺らすと横へ揺れる	同上	筋自体のレリーフを保持	・横へ振っても揺れない

（細田多穂監：理学療法評価学テキスト．南江堂；2010．p.141．）

検査時の注意点

- 姿勢や体位によって筋緊張が変化することに注意する．
- 最初に背臥位，座位，立位など，肢位の違いによる筋緊張の変化を観察する．
- 視診のみで筋緊張を判断するのは難しいため，触診と合わせて確認することが重要である．
- できればリラックスしやすい背臥位から診るようにする．
- 乳幼児の場合は，泣かせないようにして評価する．
- 室温は高過ぎても，低過ぎても筋緊張に影響する．

STEP ↗ より理解を深めよう

検査のポイント

- 筋緊張が亢進している場合には、ある程度筋のボリュームを感じるが、筋緊張が低下していると、圧迫により筋はへこむ感じで、ボリュームも感じられない．
- 触診では、被検筋に皮膚上から軽く検者の手指全体で圧迫し、硬さ・弾性を調べる．
- 検者は必ず左右の上下肢を診て、左右差、非対称性などを比較する．

MEMO

他動運動での筋緊張検査

HOP 基本となる知識

他動運動時の筋緊張を評価する．筋緊張が高ければ，他動運動に対する抵抗感があり，逆に低ければ抵抗感はほとんどない．

検査の基本事項

- **検査法**：筋を他動的に伸張させ，そのときの抵抗感から筋緊張の状態を検査する（**図1～3**）．抵抗感は，骨格筋の硬さ（硬度）や弾力性の程度により判断する．
- 筋の伸張速度は，遅い速度から速い速度へと変化させる．速度変化に伴う筋緊張の程度の変化や亢進する部位を検査する．
- **痙縮**：伸張速度に依存して筋緊張が亢進し，特に伸張初期の抵抗が強い場合は痙縮と考えられる．
- **弛緩**：伸張速度を増加させても筋緊張の程度が変化しない場合は，弛緩が考えられる．
- **固縮**：筋の伸張速度に関係なく，初めから終わりまで同一の抵抗（筋緊張）が感じられれば，固縮が考えられる．
- 一般的には，背臥位で麻痺筋を伸張させる方法などが行われる．
- **客観的検査法**として，アシュワース尺度およびアシュワース尺度（変法）が用いられることが多い（**表3**）．
- **筋緊張の程度の評価**：筋緊張の程度を，軽度，中等度，高度（重度）の3つに分類する方法がある（**表4**）．

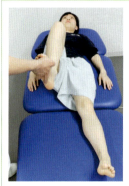 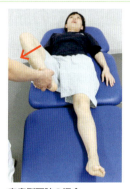

非麻痺側下肢の場合

正常の筋緊張の場合は，他動的に股・膝関節を屈曲してもそのまま保持が可能である．

麻痺側下肢の場合

麻痺側や筋緊張が低下している場合は，他動的に股・膝関節を屈曲していくと保持できないため，股外旋方向にくずれてしまう．

図1　他動的筋緊張検査：下肢空間保持時

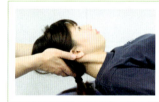

頭部を持ち上げ，急に手を離し，頭の落ち方とこれを受け止める検者の手掌への頭のぶつかり具合をみる．正常では，頭は重い物体のように落ち，手掌に当たって音を立てる．筋強剛があると，ゆっくり落ち，手掌には当たらない．

図2　他動的筋緊張検査：頭落下試験

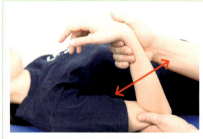

肘関節屈伸の抵抗を診る

図3　他動的筋緊張検査：被動検査

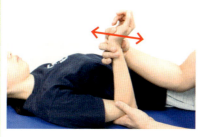

手関節掌背屈の抵抗を診る

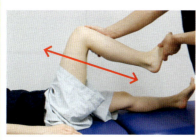

股・膝関節屈伸の抵抗を診る

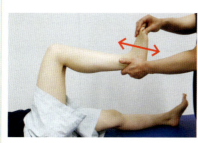

足関節底背屈の抵抗を診る

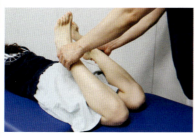

膝関節を屈曲し，大腿四頭筋の抵抗を診る

図3　他動的筋緊張検査：被動検査つづき

表3 アシュワース尺度とアシュワース尺度(変法)

	アシュワース尺度	アシュワース尺度(変法)
0	筋緊張の増加なし	筋緊張の増加なし
1	動作時に引っかかるような感じのわずかな筋緊張の増加を認める	動作時にひっかかるような感じの後にその感じが消失する．または，最終伸展域でわずかな抵抗感を認める
1+		筋緊張は軽度亢進し，可動域の1/2以下の範囲でひっかかる感じの後にわずかに抵抗感を認める
2	筋緊張は亢進するが他動運動は簡単に可能である	可動域全域で筋緊張は亢進するが，他動運動は簡単に可能である
3	筋緊張はさらに亢進し，他動運動は困難である	筋緊張はさらに亢進し，他動運動は困難である
4	四肢は固く他動運動が不可能である	四肢は固く他動運動が不可能である

(細田多穂監：理学療法評価学テキスト．南江堂；2010.p.154.)

表4 筋緊張の程度の分類

軽度亢進	他動的伸張時に抵抗感をほとんど感じることがなく，全可動域を動かすことができる
中等度亢進	他動的伸張時の抵抗感はある程度感じるが，全可動域を動かすことができる
高度亢進	他動的伸張時に高度の抵抗感を感じ，かつ全可動域を動かすことが困難である

検査時の注意点

- 他動的な運動で痛みを伴う場合，患者は運動に対して逃避的となり，強い抵抗を示す．
- 痛みは筋緊張に影響するため，できるだけ誘発しないようにする．
- 背臥位で患者に上下肢の力を抜くように指示し，関節可動域全体を動かすようにする．

STEP ▲ より理解を深めよう

本質を理解しよう

- 他動運動による筋緊張の検査の結果は，治療手技を考えるうえで重要となる．

覚えておこう

- アシュワース尺度とアシュワース尺度(変法)は，ともに信頼性・妥当性が確認されているが，関節を動かす速度や範囲は標準化されていない．

MEMO

動作時筋緊張検査

HOP 基本となる知識

動的な場面での筋緊張の状態を評価する(**表5〜7**).

検査の基本事項

- **検査法**:実際の動作(寝返り,起き上がり,立ち上がり,歩行など)における筋緊張の変化を確認する.
- **適応**:脳血管障害,脳性麻痺,パーキンソン病,失調症,脊髄疾患などのように痙縮を伴う疾患.

検査時の注意点

- どのような動作で,どの筋の緊張が変化するのかを注意深く評価する.
- 各動作におけるパターンを評価する.

MEMO

表5 ブルンストロームステージ

	上肢	手指	下肢
Stage I	弛緩性麻痺	弛緩性麻痺	弛緩性麻痺
Stage II	上肢のわずかな随意運動	自動的手指屈曲わずかに可能	下肢のわずかな随意運動
Stage III	座位で肩・肘の同時屈曲,同時伸展	全指同時握り,釣形握り(握りだけ),伸展は反射だけで,随意的な手指伸展不能	座位,立位での股・膝・足の同時屈曲
Stage IV	腰の後方へ手をつける.肘を伸展させて上肢を前方水平へ挙上.肘90°屈曲位での前腕回内・回外	横つまみ(母指は離せない),少ない範囲での半随意的手指伸展	座位で足を床の後方にすべらせて,膝を90°屈曲.踵を床から離さずに随意的に足関節背屈
Stage V	肘を伸展させて上肢を横水平へ挙上,または前方頭上へ挙上,肘伸展位での前腕回内・回外	対向つまみ,筒握り,球握り,随意的な手指伸展(範囲は一定せず)	立位で股伸展位,またはそれに近い肢位,免荷した状態で膝屈曲分離運動.立位,膝伸展位で,足を少し前に踏み出して足関節背屈分離運動
Stage VI	各関節の分離運動	全種類の握り,全可動域の手指伸展,すべての指の分離運動	立位で,骨盤の挙上による範囲を超えた股外転.座位で,内・外側ハムストリングスの相反的活動と,結果として足内反と外反を伴う膝を中心とした下腿の内・外旋

(Brunnstrom S:Phys Ther 1966;46:357-375. 石田暉:脳と循環 1999;4(2):151-159.)

表6　上田の12段階グレードテスト

● 上肢

テストNo. テストの種類	出発肢位・テスト動作	判定		
①連合反応（大胸筋） 背臥位で患手を耳に近い位置におく（屈曲共同パターンの形）．健側の肘を曲げた位置となり，徒手抵抗に対して肘を伸ばさせ，患側の大胸筋の収縮の有無を触知する		連合反応	不十分（無）	
			十分（有）	
②随意収縮（大胸筋） 出発肢位は①と同じ 「患側の手を反対側の腰の辺に伸ばしなさい」と指示し，大胸筋の収縮を触知する		随意収縮	不十分（無）	
			十分（有）	
③共同運動（随意運動） 出発肢位は①と同じ ②と同じ動作で手先がどこまで動くかをみる（伸筋共同運動）		不可能		
		不十分	耳〜乳頭	
			乳頭〜臍	
		可能	臍より下	
		十分	完全伸展	
④共同運動（随意運動） 腰掛け位で患手の先が健側の腰のところにくるようにおく（肘最大伸展位，前腕回内位−伸筋共同運動パターンの形） 「患側の手を耳までもっていく」ように指示し，手先がどこまで上がるかをみる		不可能		
		不十分	0〜臍	
			臍〜乳頭	
		可能	乳頭以上	
		十分	耳の高さ	
⑤座位で手を背中の後ろへ 手を背中の後ろへまわす 手を背中の中心線から，5cm以内に達するか否かをみる 一動作で行うこと		不可能		
		不十分	体側まで	
			体側を越えるが不十分	
		十分	脊柱より5cm以内	
⑥腕を前方水平位に挙上 腕を前方水平位に上げる （肘は20°以上曲がらないように気をつける．肩関節での水平内外転は±10°以内に保つ） 60°以上を十分とする		不可能		
		不十分	5〜25°	
			30〜55°	
		十分	60〜85°	
			90°	
⑦肘屈曲位で前腕の回内 肘を曲げ前腕の回内（掌を下に向けること）を行う．肘を体側にぴったりとつけ，離さないこと（つかない場合は失格） 肘屈曲は90±10°の範囲に保つ		不十分	肘が体側につかない	
			体側につくが前腕回外位	
			前腕中間位保持可能	
			回内5〜45°可能	
		十分	回内50〜85°	
			回内90°	
⑧肘伸展位で腕を横水平位に開く 肘伸展位のまま腕を横水平に開く．上肢は真横から20°以上前方に出ないようにし，肘は20°以上は曲がらないように気をつける 60°以上を十分とする		不可能		
		不十分	5〜25°	
			30〜55°	
		十分	60〜85°	
			90°	
⑨腕を前方に挙上 バンザイをする．肘は20°以上曲がらないようにし，前方からできる限り上に上げる 上肢は横に30°以上開かないようにする 130°以上を十分とする		不十分	0〜85°	
			90〜125°	
		十分	130〜155°	
			160〜175°	
			180°	

テストNo. テストの種類	出発肢位・テスト動作	判定	
⑩肘伸展位で回外 肘伸展位で前方に上げ、前腕を回外する（掌を上に向ける） 肘は20°以上曲げず、肩関節60°以上前方挙上するようにする 50°以上を十分とする		不十分	前方挙上位をとれない
			とれるが前腕回内位
			中間位をとれる
			回外5〜45°
		十分	回外50〜85°
			回外90°
⑪スピードテスト① 手を横から頭上に挙上する．手先を肩につけ真上に挙上する．できるだけ早く10回繰り返すために要する時間をはかる． 肘が20°以上曲がっていてはならず、肩関節は130°以上挙上すること．健側を先に測定する		所要時間	健側　　秒
			患側　　秒
		不十分	健側の2倍以上
			健側の1.5〜2倍
		十分	健側の1.5倍以下
■上肢予備テスト（テスト⑪が施行不可能な場合実施する） スピードテスト② 腕を水平位に挙上する 肘伸展位のままで腕を横水平に開く．できるだけ早く10回繰り返す．上肢は真横から20°以上前方に出す．肘は20°以上曲がらないようにする．60°以上の側方挙上を行うこと		所要時間	健側　　秒
			患側　　秒
		不十分	健側の2倍以上
			健側の1.5〜2倍
		十分	健側の1.5倍以下

● 下肢

テストNo. テストの種類	出発肢位・テスト動作	判定		
①レイミストの連合反応（内転） 背臥位で健側の下肢を開き、徒手抵抗に抗してこれを閉じさせる．患側下肢の内転、または内転筋群の収縮の有無をみる		股内転の誘発（連合反応）	不十分（無）	
			十分（有）	
②随意運動 背臥位で随意的に患側下肢を閉じ（内転）させ、内転筋群の収縮を触知する		随意収縮の触知（股内転筋群）	不十分（無）	
			十分（有）	
③伸筋共同運動（随意運動） 背臥位で膝を90°曲げ、自然に股外転、外旋した位置におき、「足を伸ばす」ように指示し、膝屈曲角をみる		随意運動（膝伸展）	不可能	
			可能	不十分	90°〜50°
					45°〜25°
				十分	20°〜5°
					0°
④屈筋共同運動（随意運動） 背臥位で股伸展位（0〜20°）「患側の足を曲げる」ように指示し、随意的な動きの有無、程度を股関節屈曲角でみる 90°以上を十分とする		随意運動（股屈曲）	不可能	
			可能	不十分	5°〜40°
					45°〜85°
				十分	90°〜
⑤股関節屈曲（下肢伸展挙上） 背臥位で膝伸展のまま挙上させ、股関節の動く角度をみる．この間、膝関節は20°以上屈曲してはならない 30°以上を十分とする		不可能		
		不十分	5°〜25°	
		十分	30°〜45°	
			50°〜	
⑥膝関節の屈曲 膝関節90°の腰掛け位をとらせる 足を床の上ですべらせて膝関節を100°以上に屈曲させる．股関節は60〜90°の屈曲位に保ち、踵は床から離さずに行うこと		不可能		
		可能（十分）		

8 筋緊張検査

テストNo. テストの種類	出発肢位・テスト動作	判定	
⑦足関節の背屈 腰掛け位で踵を床につけたまま，足関節を背屈する 5°以上を十分とする	出発肢位	不可能	
		可能(十分)	
⑧足関節屈曲 背臥位で股・膝伸展位のままで足関節の背屈動作 5°以上を十分とする		不可能	
		不十分	可能だが底屈域内
		十分	背屈5°以上可能
⑨膝伸展位で足関節背屈 腰掛け位で足関節背屈動作の有無と程度をみる．股関節は60〜90°屈曲位で膝は20°以上曲がらないようにして行う 背屈5°以上を十分とする		不可能	
		不十分	可能だが底屈域内
		十分	背屈5°以上可能
⑩股関節内旋 腰掛け位，膝屈曲位で中間位からの股関節内旋動作の角度をみる 股関節60〜90°屈曲位で大腿部を水平にし，股関節90±10°を保って行う		不可能	
		不十分	内旋5〜15°
		十分	内旋20°〜
⑪スピードテスト①股関節内旋 膝屈曲位で中間位から股関節内旋動作(テスト⑩の動作)を10回行うために要する時間(内旋20°以上できること，その他の条件はテスト⑩と同じ) 健側を先に測定すること	往復運動	所要時間	健側　秒 患側　秒
		不十分	健側の2倍以上 健側の1.5〜2倍
		十分	健側の1.5倍以下

●12段階片麻痺グレード総合判定

片麻痺回復グレード	片麻痺機能テスト結果		参考* (ステージ)
	テストNo.	判定	
0	①(連合反応)	不十分(②③④も不十分)	Ⅰ
1	①(連合反応)	十分	Ⅱ-1
2	②(随意収縮)	十分	Ⅱ-2
3	③④(共同運動)	一方不可能・他方不十分	Ⅲ-1
4		両方ともに不十分または 一方不可能・他方十分	Ⅲ-2
5		一方十分・他方不十分	Ⅲ-3
6		両方ともに十分	Ⅲ-4
7	⑤⑥⑦(ステージⅣのテスト)	1つが十分	Ⅳ-1
8		2つが十分	Ⅳ-2
9	⑧⑨⑩(ステージⅤのテスト)	1つが十分	Ⅴ-1
10		2つが十分	Ⅴ-2
11		3つが十分	Ⅴ-3
12	⑪(スピードテスト)	ステージⅤのテストが3つとも十分でかつスピードテストが十分	Ⅵ

編集部注)ブルンストローム法との比較
(上田敏：目でみる脳卒中リハビリテーション．東京大学出版会；1981．p.17-19．)

表7 MTS＜筋緊張評価＞

筋の反応の質（X）
0：他動運動中の抵抗を感じない
1：他動運動中のわずかな抵抗を感じるが，明らかな引っかかりはない
2：他動運動に対する明らかな引っかかりがある
3：持続しない（伸長し続けた場合に10秒に満たない）クローヌスがある
4：持続する（伸長し続けた場合に10秒以上の）クローヌスがある

筋の反応が生じる角度（Y）
筋の最大短縮肢位から測定する
R1：できるだけ速く（対象とする体節が重力で自然に落下する速度よりも速く）伸張し，最初に引っかかりが生じる角度
R2：できるだけゆっくり（対象とする体節が重力で自然に落下する速度よりも遅く）伸張したときの最大関節可動域

(Boyd RN, et al. : Eur J Neurol 1999 ; 6 (suppl 4) : S23-S35.)

STEP より理解を深めよう

覚えておこう

- **上位運動ニューロン障害**を有する患者では，筋緊張の亢進が認められる．
- **脳血管障害の急性期，小脳疾患，乳幼児のミオパチー**では，筋緊張の低下が認められる．
- **パーキンソン病以外で筋固縮が認められる疾患**は，進行性核上性麻痺，オリーブ橋小脳萎縮症などである．

JUMP 実践で使えるスキルを身につけよう

1 「姿勢反射」のメカニズム

正常な姿勢の保持や運動には，正常な姿勢緊張が必要である．そして全身の筋緊張の変化に関係するものとして，「姿勢反射（postural reflex）」があり，正常な姿勢の保持・回復の制御機能を担っている．姿勢反射は体位反射ともいわれ，ある姿勢を保持するために筋緊張が反射的に出現する現象で，身体各部位の平衡を維持するために起こる．姿勢反射はまた，平衡反応（static reaction）ともよばれ，これは3つの型に分けられる（表8）．これらの3つが組み合わさって，立ち直り，踏み直りなどの反射（表9）が生じ，姿勢維持に寄与している．

表8 平衡反応（姿勢反射）の分類

局在性平衡反応 (local static reaction)	刺激を加えた1側後肢に現れる反射など，身体の一部分に起こる反応．陽性支持反応や陰性支持反応などがある
体節性平衡反応 (segmental static reaction)	両側後肢に現れる反射など，体節全体，両側に起こる反応
汎在性平衡反応 (general static reaction)	前後肢に現れる反射など，多くの体節に起こる反応．緊張性頸反射（tonic neck reflex）や緊張性迷路反射（tonic labyrinthine reflex）がある

表9 立ち直り反射・踏み直り反射

立ち直り反射	動物が体位を正しい位置に直し，正しい体位を保つための反射
踏み直り反射	新生児が身体を立たせ，足底を平面に付けてから体を前に倒したときに，身を守るために規則的に足を踏み出す反射

姿勢反射と運動パターンの関係を考えよう．

2 「ジャックナイフ現象」「歯車様現象」とはどんな状態か？

ジャックナイフ現象とは

ジャックナイフ現象は，折りたたみナイフ現象ともよばれ，痙縮の存在を示す言葉として用いられる．これは関節を他動的に屈伸させると，初めは抵抗が強く，ある程度のところまで動かすと急に抵抗が減少する状態である（図4）．

歯車様現象とは

歯車様現象は，たとえばパーキンソン病患者のように，関節を他動的に屈伸すると，初めから終わりまで同一の抵抗感が感じられる状態で，それは歯車を回すような"カックンカックン"という感じである（図5）．屈曲方向にも伸展方向にも同一の抵抗感を感じることから鉛管を曲げる感じに似ているため，鉛管現象ともよばれる．

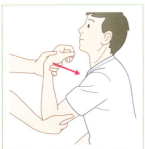

伸びている肘を他動的に曲げていくと，途中まで抵抗があるが，急に抵抗がなくなる

図4 ジャックナイフ現象

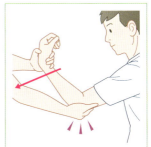

肘を曲げ伸ばしすると，カックン・カックンと歯車のように動く抵抗を感じる

図5 歯車様現象

 他動運動による筋緊張の抵抗感を慎重に感じ取ろう．

3 パーキンソン病患者では，薬のon・off時で筋緊張がまったく異なる

パーキンソン病は，脳内の神経細胞から分泌されるドーパミンが不足することにより，様々な錐体外路系徴候を示す進行性の神経変性疾患である．ドーパミンは，日常生活におけるスムーズな運動を促す作用のある物質である．このドーパミンの分泌が不足すると，身体の動きが鈍くなり，パーキンソン病の主症状である振戦や無動などが現れ，日常生活に大きな支障を来す．そのためL-ドーパを中心とした治療薬が用いられ，症状の緩和が図られることになる．

つまりパーキンソン病患者では，薬がonのときと，offのときでは疾患特有の筋緊張の状態や症状が異なっている（**図6, 7**）．したがって，評価の結果も大きく変わってくることを理解しておかなければならない．

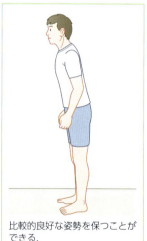

比較的良好な姿勢を保つことができる．

図6　onのときの姿勢

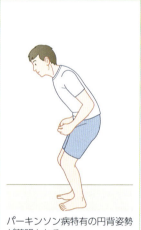

パーキンソン病特有の円背姿勢が著明となる．

図7　offのときの姿勢

患者を評価する際には必ず，どんな薬が，いつ使われているのか，またその効果や副作用は何かを理解しておく．

4 脳卒中では，急性期の筋緊張低下から，経過に伴って徐々に筋緊張の変化がみられる

弛緩性麻痺から痙性麻痺へ移行

脳卒中による片麻痺患者は，急性期には脳損傷の影響によって錐体路が障害され，上下肢の弛緩性麻痺（筋緊張の低下）を呈する．しかしその後は，患者によって回復が多少異なるものの，数日あるいは数週間で徐々に筋緊張が亢進し始め，痙性麻痺へと移行していく．もちろん麻痺側全体が均一に痙性麻痺状態になるのではなく，筋緊張が低下したまま推移する筋もある．

痙性麻痺は高位中枢の抑制から解放された現象である

感覚－運動の統合は，中枢神経の最下位である脊髄から大脳皮質まで階層的に存在する中枢で行われている．中・上位の感覚－運動の統合が成熟するにしたがって，下位の原始反射や姿勢反射を抑制し，立ち直り反応・平衡反応や協調的な運動が可能となる．脳に病変が出現すると，これらの立ち直り反応・平衡反応や協調運動が障害され（陰性徴候），下位の原始反射や姿勢反射が顕在化してくる（陽性徴候）．つまり痙性麻痺（筋緊張の亢進）は，脳卒中による高位中枢の抑制から解放された現象であるといえる．

脳卒中片麻痺患者に対しては，筋緊張の変化に対応した治療が必要である．

患者は常に同じではない．変わっていることを前提に評価する．

5 筋緊張の低下・亢進が動作に与える影響

脳卒中による片麻痺などを中心とした中枢神経疾患患者では，疾患の特徴として筋緊張の低下（筋力低下を含む）や亢進など異常な状態を呈することが多い．この筋緊張の状態が，日常生活動作（ADL）に大きく影響を及ぼす．筋緊張が低下していても，亢進していても，動作を阻害する因子となる．

筋緊張が低下している場合

たとえば下肢の筋緊張が低下した患者に立位練習を実施する場合，支持性が乏しいため，膝折れなどが起こる．そのため長下肢装具などを用いて立位練習を行うことがあるが，この状態で歩行すると膝が曲がらないため，下肢を振り出すのが難しい．

筋緊張が亢進している場合

下肢の筋緊張が亢進した患者に立位練習を実施する場合，伸筋の筋緊張が高いときには，下肢の支持性がある程度保たれるため，立位保持は可能となる．しかし伸筋の筋緊張が亢進し過ぎていると，長下肢装具を装着している場合と同様に，歩行時に下肢を前に振り出すことが難しくなる．
また屈筋の筋緊張が亢進している場合には，下肢が曲がって支持力とならないため，立位保持は難しくなる．

筋緊張を上手にコントロールして動作の練習をさせることが，治療のコツである．筋緊張検査は，患者の動作能力を予測するうえで，非常に重要である．

MEMO

9 日常生活活動(ADL)検査

■何のために評価するのか
- ADLに影響を及ぼす機能・身体構造の問題を発見し，それらを解決する．
- 理学療法プログラムの立案，実施，変更．
- 経時的変化を見ることで，治療効果の判定や予後予測に役立てる．
- 患者の退院後の家庭生活改善の資料とする．

■何を評価するのか
- 基本的ADL（身の周りの動作・セルフケア），手段的ADL（基本的ADLよりも上位の活動遂行能力を必要とする動作），疾患特異的ADL．

基本的ADL

HOP 基本となる知識

日常生活をする上で最も基本となる動作について評価する．

評価の基本事項
- **評価内容：** 食事，更衣，整容，排泄，入浴，移動に関連する動作を評価する．
- **評価法：** 臨床現場で使用頻度の高いものに，FIM（**表1**）とバーセルインデックス（**表2**）がある．

評価時の注意点
- 「できる」「できない」の2段階評価の場合は，検者間の誤差は少なくなるが，患者の状態の詳細な把握が難しい．
- 評価基準が多くなると，検者間の誤差が生じやすくなるが，患者の状態は把握しやすい．
- 各評価での点数や自立・介助の有無のみの評価ではなく，どのような原因でできないのかも併せて評価する．

表1 FIMの評価項目と採点基準

●評価項目

大項目	中項目	小項目
1.運動項目	1)セルフケア	①食事
		②整容
		③清拭(入浴)
		④更衣(上半身)
		⑤更衣(下半身)
		⑥トイレ動作
	2)排泄コントロール	⑦排尿管理
		⑧排便管理
	3)移乗	⑨ベッド・椅子・車椅子
		⑩トイレ
		⑪浴槽・シャワー
	4)移動	⑫歩行・車椅子
		⑬階段
2.認知項目	5)コミュニケーション	⑭理解
		⑮表出
	6)社会的認知	⑯社会的交流
		⑰問題解決
		⑱記憶

●採点基準

得点	運動項目	認知項目
7	自立	自立
6	修正自立(用具の使用,安全性の配慮,時間がかかる)	軽度の困難,または補助具の使用
5	監視・準備	90%以上している
4	75%以上,100%未満している	75%以上,90%未満している
3	50%以上,75%未満している	50%以上,75%未満している
2	25%以上,50%未満している	25%以上,50%未満している
1	25%未満しかしていない	25%未満しかしていない

著者注)運動項目13項目と認知項目5項目の計18項目からなる.各項目を,全介助1点から自立7点までの7段階で評価する.合計得点は18〜126点の範囲となる.
(千野直一ほか編著:脳卒中の機能評価-SIASとFIM【基礎編】.金原出版;2012. p.83, 145.)

表2 バーセルインデックス

	自立	部分介助	全介助または不可能
1. 食事	10	5	0
2. 移乗	15	10〜5	0
3. 整容	5	0	0
4. トイレ	10	5	0
5. 入浴	5	0	0
6. 歩行 （車椅子）	15 5	10 0	0 0
7. 階段昇降	10	5	0
8. 着替え	10	5	0
9. 排便	10	5	0
10. 排尿	10	5	0
合計点　（　　）点			

食事
10：自立，自助具などの装着可．標準的時間内に食べ終える
5：部分介助（たとえば，おかずを切って細かくしてもらう）
0：全介助

車椅子からベッドへの移乗
15：自立，車椅子のブレーキやフットレストの操作も含む（歩行自立も含む）
10：軽度の部分介助または監視を要す
5：座ることは可能であるが，ほぼ全介助
0：全介助または不可能

整容
5：自立（洗面，整髪，歯磨き，髭剃り）
0：部分介助または全介助

トイレ動作
10：自立，衣服の操作，後始末を含む．ポータブル便器などを使用している場合はその洗浄も含む
5：部分介助．体を支える，衣服・後始末に介助を要する
0：全介助または不可能

入浴
5：自立
0：部分介助または全介助

歩行

- 15：45m以上歩行．補装具(車椅子，歩行器は除く)の使用の有無は問わない
- 10：45m以上の介助歩行．歩行器使用を含む
- 5：歩行不能の場合，車椅子にて45m以上の操作可能
- 0：上記以外

階段昇降

- 10：自立(てすりや杖を使用してもよい)
- 5：介助または監視を要する
- 0：不能

着替え

- 10：自立．靴，ファスナー，装具の着脱を含む
- 5：部分介助，標準的な時間内，半分以上は自分で行える
- 0：上記以外

排便コントロール

- 10：失禁なし．浣腸，座薬の取扱いも可能
- 5：ときに失禁あり．浣腸，座薬の取扱いに介助を要する者も含む
- 0：上記以外

排尿コントロール

- 10：失禁なし．尿器の取扱いも可能
- 5：ときに失禁あり．尿器の取扱いに介助を要する者も含む
- 0：上記以外

著者注）ADLのなかで基本的な10項目を評価する．0点，5点，10点，15点という点数が付けられているが，それぞれの項目に重みづけがなされている．合計得点は0～100点の範囲となる．

(Mahoney FI,et al：Md St Med J 1965；14：61-65．石井暉：脳卒中後遺症の評価スケール．脳と循環 1999；4：151-159．)

手段的ADL

HOP 基本となる知識

より複雑な日常生活の活動について評価する.

評価の基本事項

- **評価内容**：服薬管理,家計管理,乗物利用,電話の使用,買い物,食事の準備,掃除・洗濯などの活動能力の評価を行う.
- **評価法**：主なものとして,FAI(**表3**)と老研式活動能力指標(**表4**)がある.

表3 改訂版FAI自己評価表

1. 食事の用意
2. 食事の後片付け
3. 洗濯
4. 掃除や整頓
5. 力仕事
6. 買物
7. 外出
8. 屋外歩行
9. 趣味
10. 交通手段の利用
11. 旅行
12. 庭仕事
13. 家や車の手入れ
14. 読書
15. 仕事

著者注)項目1〜11の各点の評価は以下のとおりである.

0点：していない
1点：まれにしている
2点：時々している
3点：週に1回以上している

日常生活における応用的な活動や社会生活に関する15項目により評価する.患者と面談しながら,15項目について3か月もしくは6か月間での実践頻度によって0〜3点の4段階で評価する.合計点は0〜45点の範囲になる.
(蜂須賀研二ほか：リハ医学 2001；38(4)：290.補足表.)

評価時の注意点

- FAIの評価基準は，項目1〜11では同様であるが，12〜15はそれぞれに異なる基準がある．
- 年齢・性別によって標準値が異なる．

表4 老研式活動能力指標

毎日の生活についてうかがいます．以下の質問のそれぞれについて，「はい」「いいえ」のいずれかに○をつけて，お答えください．質問が多くなっていますが，ごめんどうでも全部の質問にお答えください．		
(1)バスや電車を使って1人で外出できますか	1.はい	2.いいえ
(2)日用品の買物ができますか	1.はい	2.いいえ
(3)自分で食事の用意ができますか	1.はい	2.いいえ
(4)請求書の支払いができますか	1.はい	2.いいえ
(5)銀行預金・郵便貯金の出し入れが自分でできますか	1.はい	2.いいえ
(6)年金などの書類が書けますか	1.はい	2.いいえ
(7)新聞を読んでいますか	1.はい	2.いいえ
(8)本や雑誌を読んでいますか	1.はい	2.いいえ
(9)健康についての記事や番組に関心がありますか	1.はい	2.いいえ
(10)友だちの家を訪ねることがありますか	1.はい	2.いいえ
(11)家族や友だちの相談にのることがありますか	1.はい	2.いいえ
(12)病人を見舞うことができますか	1.はい	2.いいえ
(13)若い人に自分から話しかけることがありますか	1.はい	2.いいえ

著者注)手段的自立(5項目)，知的能動性(4項目)，社会的役割(4項目)の3つの活動能力を測定する．各項目に対して「はい(1点)」「いいえ(0点)」で回答する．合計点は0〜13点の範囲になる．
(古谷野亘ほか：地域老人における活動能力の測定－老研式活動能力指標の開発．日本公衛誌 1987；34：109-114．)

疾患特異的ADL

HOP 基本となる知識

呼吸器疾患や循環器疾患などの患者は，四肢機能には何ら問題がなくても，疾患特有の症状によりADLに支障を来している．したがって，これらの患者のADL評価では，疾患特異的な評価表を用いて，問題点をより明確にしていかなければならない．

評価の基本事項

- **評価法**：代表的なものに，COPDを中心とした呼吸器疾患特異的ADL評価表（**表5**）や，循環器疾患特異的ADL評価表（**表6**）がある．

評価時の注意点

- 評価は，実際の場面またはそれに近い場面を設定して行うよう

表5 COPDを中心とした呼吸器疾患特異的ADL評価表

1) NRADL （Nagasaki University Respiratory Activities of Daily Living Questionnaire：長崎大学呼吸器日常生活活動評価表，旧千住らの評価表）

●入院版

項目	動作速度	呼吸困難感	酸素流量	合計
食事	0・1・2・3	0・1・2・3	0・1・2・3	
排泄	0・1・2・3	0・1・2・3	0・1・2・3	
整容	0・1・2・3	0・1・2・3	0・1・2・3	
入浴	0・1・2・3	0・1・2・3	0・1・2・3	
更衣	0・1・2・3	0・1・2・3	0・1・2・3	
病室内移動	0・1・2・3	0・1・2・3	0・1・2・3	
病棟内移動	0・1・2・3	0・1・2・3	0・1・2・3	
院内移動	0・1・2・3	0・1・2・3	0・1・2・3	
階段昇降	0・1・2・3	0・1・2・3	0・1・2・3	
外出・買い物	0・1・2・3	0・1・2・3	0・1・2・3	
合計	／30点	／30点	／30点	
連続歩行距離	0：50m以内，2：50〜200m，4：200〜500m，8：500〜1km，10：1km以上			
			合計	／100点

にする.
- 評価の尺度のみでは表せない場合には，動作の状況や特徴なども記入しておく.

表5つづき

●外来版

項目	動作速度	呼吸困難感	酸素流量	合計
食事	0・1・2・3	0・1・2・3	0・1・2・3	
排泄	0・1・2・3	0・1・2・3	0・1・2・3	
整容	0・1・2・3	0・1・2・3	0・1・2・3	
入浴	0・1・2・3	0・1・2・3	0・1・2・3	
更衣	0・1・2・3	0・1・2・3	0・1・2・3	
屋内歩行	0・1・2・3	0・1・2・3	0・1・2・3	
階段昇降	0・1・2・3	0・1・2・3	0・1・2・3	
外出	0・1・2・3	0・1・2・3	0・1・2・3	
荷物の運搬・持ち上げ	0・1・2・3	0・1・2・3	0・1・2・3	
軽作業	0・1・2・3	0・1・2・3	0・1・2・3	
合計	／30点	／30点	／30点	
連続歩行距離	0：50m以内，2：50〜200m，4：200〜500m，8：500〜1km，10：1km以上			
			合計	／100点

<動作速度>	<息切れ>	<酸素流量>
0：できないか，かなり休みを取らないとできない(できないは，以下すべて0点とする).	0：非常にきつい，これ以上は耐えられない.	0：2L/min以上.
1：途中で一休みしないとできない.	1：きつい.	1：1〜2L/min.
2：ゆっくりであれば休まずにできる.	2：楽である.	2：1L/min以下.
3：スムーズにできる.	3：まったく何も感じない.	3：酸素を必要としない.

著者注）各項目について，動作速度，動作時の息切れの程度，動作に必要な酸素流量を，0〜3で評価する.
(日本呼吸ケア・リハビリテーション学会，日本呼吸器学会，日本リハビリテーション医学会，日本理学療法士協会編：呼吸リハビリテーションマニュアル－運動療法．第2版．照林社．2012．p.170．)

表5 つづき

2) P-ADL

酸素量: 安静時( ) L/分　氏名:
　　　　運動時( ) L/分　評価日:　　年　　月　　日
　　　　睡眠時( ) L/分

● 各項目のあてはまる番号(0〜4)を1つずつ選んで〇で囲んでください．

	酸素量	頻度	速度	
食事	0 いつもより増量 1 状況により増量 2 いつもと同量 3 状況により使用 4 まったく使用せず	0 毎回自分で食べない 1 ほとんど自分で食べない 2 状況により自分で食べる 3 ほとんど自分で食べる 4 毎回自分で食べる	0 まったく食べられない 1 かなり休みながら 2 途中でひと休み 3 休まずゆっくり 4 スムーズにできる	
排泄	0 いつもより増量 1 状況により増量 2 いつもと同量 3 状況により使用 4 まったく使用せず	0 便所に行って排泄しない 1 排便のみ便所 2 昼間便所に行くことがある 3 昼間は毎回便所に行く 4 毎回(夜間も)便所に行く	0 まったく便所に行かない 1 かなり休みながら 2 途中でひと休み 3 休まずゆっくり 4 スムーズにできる	
入浴	0 いつもより増量 1 状況により増量 2 いつもと同量 3 状況により使用 4 まったく使用せず	0 まったく入浴しない 1 たまに入浴を行う 2 入浴日の2回に1回は入浴する 3 ほとんどの入浴日に入浴する 4 入浴日に毎回入浴する	0 まったく自分でできない 1 かなり休みながら 2 途中でひと休み 3 休まずゆっくり 4 スムーズにできる	
洗髪	0 いつもより増量 1 状況により増量 2 いつもと同量 3 状況により使用 4 まったく使用せず	0 まったく洗髪しない 1 入浴とは別に洗髪してもらう 2 入浴日に洗髪してもらう 3 入浴とは別に自分で洗髪する 4 入浴時に毎回洗髪する	0 まったく自分でできない 1 かなり休みながら 2 途中でひと休み 3 休まずゆっくり 4 スムーズにできる	
整容	0 いつもより増量 1 状況により増量 2 いつもと同量 3 状況により使用 4 まったく使用せず	0 洗面所で洗面歯磨きしない 1 たまに洗面所で洗面歯磨きする 2 状況により洗面所で洗面歯磨きする 3 ほとんど洗面所で洗面歯磨きする 4 毎回洗面所で洗面歯磨きする	0 まったく自分でできない 1 かなり休みながら 2 途中でひと休み 3 休まずゆっくり 4 スムーズにできる	

息切れ	距離	達成方法
0 耐えられない 1 かなりきつい 2 きつい 3 楽である 4 何も感じない	0 自室(ベッド上) 1 2 3 4 食堂(居間)	0 食べさせてもらう 1 ほとんど食べさせてもらう 2 準備してもらえば自分で食べる 3 準備も行う 4 下膳(食器の後始末)も行う
0 耐えられない 1 かなりきつい 2 きつい 3 楽である 4 何も感じない	0 ベッド上 1 ベッド上,ベッドサイド 2 ベッドサイド 3 ベッドサイド,便所 4 便所	0 便器を用い全介助を受ける 1 ほとんど介助を受ける 2 尿器,ポータブルトイレを使用 3 夜間のみ尿器,ポータブルトイレを使用 4 便所を使用しまったく介助を受けない
0 耐えられない 1 かなりきつい 2 きつい 3 楽である 4 何も感じない	0 ベッド上 1 ベッド上,洗面所 2 洗面所 3 洗面所,浴室 4 浴室	0 清拭(体を拭く)してもらう 1 自分で清拭する 2 シャワーを介助してもらう 3 シャワーは自分で,入浴は介助してもらう 4 自分で入浴(体を洗う/浴槽に入る)できる
0 耐えられない 1 かなりきつい 2 きつい 3 楽である 4 何も感じない	0 ベッド上 1 ベッド上,洗面所 2 洗面所 3 洗面所,浴室 4 浴室	0 洗髪しない 1 洗髪してもらう(全介助) 2 毎回一部洗髪してもらう(一部介助) 3 ときどき洗髪を手伝ってもらう 4 毎回自分で洗髪する
0 耐えられない 1 かなりきつい 2 きつい 3 楽である 4 何も感じない	0 ベッド上 1 2 3 4 洗面所	0 臥床のまま全面的に介助を受ける 1 ベッド上に座って介助を受ける 2 準備されればベッド上で自分で行える 3 腰掛けると自分でできる 4 立って自分でできる

表5 つづき

(2) P-ADLつづき)

	酸素量	頻度	速度	
更衣	0 いつもより増量 1 状況により増量 2 いつもと同量 3 状況により使用 4 まったく使用せず	0 自分で更衣はできない 1 たまに自分で更衣を行う 2 状況により自分で更衣を行う 3 ほとんど自分で行う 4 毎回自分で更衣を行う	0 まったく自分でできない 1 かなり休みながら 2 途中でひと休み 3 休まずゆっくり 4 スムーズにできる	
歩行	0 いつもより増量 1 状況により増量 2 いつもと同量 3 状況により使用 4 まったく使用せず	0 まったく歩けない 1 たまに歩くことができる 2 状況により歩くことができる 3 ほとんど歩くことができる 4 いつでも歩くことができる	0 まったく自分でできない 1 かなり休みながら 2 途中でひと休み 3 休まずゆっくり 4 スムーズにできる	
階段	0 いつもより増量 1 状況により増量 2 いつもと同量 3 状況により使用 4 まったく使用せず	0 昇れない 1 2 必要なときだけ昇る 3 4 いつでも昇ることができる	0 まったく自分でできない 1 かなり休みながら 2 途中でひと休み 3 休まずゆっくり 4 スムーズにできる	
屋外歩行	0 いつもより増量 1 状況により増量 2 いつもと同量 3 状況により使用 4 まったく使用せず	0 まったく歩けない 1 たまに歩くことができる 2 状況により歩くことができる 3 ほとんど歩くことができる 4 いつでも歩くことができる	0 まったく自分でできない 1 かなり休みながら 2 途中でひと休み 3 休まずゆっくり 4 スムーズにできる	
*屋外歩行で,最長どのくらいの距離を歩くことができますか?( )mくらい				
会話	0 いつもより増量 1 状況により増量 2 いつもと同量 3 状況により使用 4 まったく使用せず		0 まったく自分でできない 1 かなり休みながら 2 途中でひと休み 3 休まずゆっくり 4 スムーズにできる	

著者注)各評価項目について,酸素量,頻度,速度,息切れ,距離,達成方法を0評価基準に基づいて評価する.
(後藤葉子,上月正博,渡辺美穂子ほか:在宅肺気腫患者のADL障害を詳細に捉えるための新しい在宅ADL評価表の開発. 総合リハ 2000;28:863-868.)

息切れ	距離	達成方法
0 耐えられない 1 かなりきつい 2 きつい 3 楽である 4 何も感じない		0 更衣をしてもらう 1 準備や更衣を手伝ってもらう 2 準備されれば自分でできる 3 自分で行うがたまに手伝ってもらう 4 まったく介助を受けない
0 耐えられない 1 かなりきつい 2 きつい 3 楽である 4 何も感じない	0 まったく歩けない 1 ベッド周囲のみ 2 自室内のみ 3 便所洗面所のみ 4 自宅内はすべて	0 まったく歩けない 1 介助(支えてもらう)があれば歩ける 2 介助(手を引く)があれば歩ける 3 監視があれば歩くことができる 4 介助なく歩ける
0 耐えられない 1 かなりきつい 2 きつい 3 楽である 4 何も感じない	0 まったく昇れない 1 5〜6段 2 2階まで 3 3階未満 4 3階以上	0 自分では昇れない 1 2 介助があれば昇れる 3 4 自分だけで昇れる
0 耐えられない 1 かなりきつい 2 きつい 3 楽である 4 何も感じない		0 まったく歩けない 1 介助(支えてもらう)があれば歩ける 2 介助(手を引く)があれば歩ける 3 監視があれば歩くことができる 4 介助なく歩ける
0 耐えられない 1 かなりきつい 2 きつい 3 楽である 4 何も感じない	最長どのくらいの時間話せますか? (　　)時間くらい	

9 日常生活活動(ADL)検査

表6　循環器疾患特異的ADL評価表

1) SAS質問表 (Specific Activity Scale)

1. 夜，楽に眠れますか	(1MET以下)
2. 横になっていると楽ですか	(1MET以下)
3. 一人で食事や洗面ができますか	(1.6METs)
4. トイレは一人で楽にできますか	(2METs)
5. 着替えが一人で楽にできますか	(2METs)
6. 炊事や掃除ができますか	(2～3METs)
7. 自分でふとんを敷けますか	(2～3METs)
8. ぞうきんがけはできますか	(3～4METs)
9. シャワーを浴びても平気ですか	(3～4METs)
10. ラジオ体操をしても平気ですか	(3～4METs)
11. 健康な人と同じ速度で平地を100～200m歩いても平気ですか	(3～4METs)
12. 庭いじり (軽い草むしり) をしても平気ですか	(4METs)
13. 一人で風呂に入れますか	(4～5METs)
14. 健康な人と同じ速度で2階まで昇っても大丈夫ですか	(5～6METs)
15. 軽い農作業 (庭堀り) などはできますか	(5～7METs)
16. 平地を急いで200m歩いても平気ですか	(6～7METs)
17. 雪かきはできますか	(6～7METs)
18. テニス (または卓球) をしても平気ですか	(6～7METs)
19. ジョギング (時速8km程度) を300～400mしても平気ですか	(7～8METs)
20. 水泳をしても平気ですか	(7～8METs)
21. 縄跳びをしても平気ですか	(8METs以上)

著者注) 各質問に対し，「はい」「つらい」「わからない」で答え，「つらい」と答えた項目の運動量が，症状が出現する最少運動量となり，身体活動能力指標 (SAS) となる．
(注意事項)
・患者には渡さずに，必ず問診して評価する．
・同年齢の健常な人と比較する．
・「わからない」の回答ができるだけ少なくなるように問診する．
(石川朗総編集：15レクチャー理学療法テキスト　循環・代謝．中山書店；2010．p.66．)

表6 つづき

2) Duke活動状態インデックス(Duke Activity Status Index:DASI)

	あなたは,以下の動作ができますか	重みづけ
1	自分自身の世話,つまり食べる,着る,洗う,トイレを使う	2.75
2	屋内歩行,たとえばあなたの家の中	1.75
3	平地で1ブロックないし2ブロック歩く	2.75
4	階段を上がる,丘を歩く	5.5
5	短距離を走る	8
6	ゴミ掃除または皿洗いのような家の軽作業をする	2.7
7	掃除機で掃除するか,床を掃除するか,食糧雑貨を運ぶことなど,家の中の中等度の作業をする	3.5
8	床をこすり洗いする,または重い家具を持ち上げたり移動したり,家での重作業をする	8
9	葉をかき集める,雑草を抜く,または動力芝刈り機を押すなどの庭仕事をする	4.5
10	性交渉をもつ	5.25
11	ゴルフ,ボウリング,ダンス,ダブルテニス,野球のボールまたはフットボールを投げるなどの中等度の娯楽活動に参加する	6
12	水泳,シングルテニス,フットボール,バスケットボール,またはスキーのような激しいスポーツに参加する	7.5

著者注)身の回りの動作からスポーツへの参加など全12項目から構成されており,各項目の運動強度に応じて点数が重みづけされている.合計点数はpeakVO$_2$との相関が認められる.
(Hlatky MA, Boineau RE, et al.: A brief self-administered questionnaire to determine functional capacity (the Duke Activity Status Index). Am J Cardiol 1989; 64(10): 651-654.)

表6 つづき

3) CCS（カナダ心臓血管協会）重症度分類

Ⅰ	日常の身体活動（通常歩行や階段昇りなど）では狭心症発作はないが，強いあるいは急激な労作，または長時間の労作により狭心症発作を生じる
Ⅱ	日常の身体活動はわずかに制限され，以下の労作で狭心症発作を生じる ・急ぎ足の歩行や階段昇り ・坂道歩行 ・食後や寒冷時，強風時，精神的に緊張しているとき，あるいは起床後2時間以内の歩行や階段昇り ・200mを超える平地歩行あるいは1階分以上の階段昇り
Ⅲ	日常の身体活動は著しく制限され，以下の労作で狭心症発作を生じる ・普通の速さ，状態での100〜200mの平地歩行 ・1階分の階段昇り
Ⅳ	いかなる動作も症状なしにはできない．安静時にも狭心症発作を生じる

(石川朗総編集：15レクチャー理学療法テキスト 循環・代謝．中山書店；2010．p.43．)

※循環器疾患特異的ADL評価表としてそのほかに，PMADL-8などもある．PMADL-8は8〜32点の得点範囲で，点数が高いほど機能的制限が高い．

STEP より理解を深めよう

本質を理解しよう

- ADL評価は，単に「できる」「できない」だけではなく，できないのであれば，どのようにできないのか，何かを工夫したらできそうなのかなども併せて評価する．
- 定量的な評価では，ある動作を行うのにどれくらいの時間を要するかなども評価する．

MEMO

JUMP 実践で使えるスキルを身につけよう

1 ADL検査では実際に動作を見たうえで判断する

通常,ADL評価表は質問方式となっていて,「できる」「できない」での評価や介助量の程度などから判断し,スコア化する.

このときに,単に患者に質問してその答えだけで評価をすると,過小あるいは過大評価につながるおそれがある.患者が,評価者の質問をすべて適切に理解できるとは限らないためである.

このような評価ミスをなくすためにも,ADL検査では実際に患者に動作を行ってもらい,それを見て判断するべきである.

> 患者の答えを鵜呑みにしない.
> 実際に目で確認することが大切である.

2 「できるADL」と「しているADL」との間にはギャップがある

ADL検査は理学療法室などといった特別な空間で行われるが,そこで得られた結果は「できるADL(評価・訓練時にできる能力)」と「しているADL(生活上で実行している能力)」が混在している,なかでも「できるADL」の要素が多分に含まれる可能性が高いことに留意する必要がある.

「できるADL」は理学療法室ではできていても,病棟や自宅では誰かに手伝ってもらっていて「できないADL」になっている(「しているADL」になっていない)こともある.このように多くの患者の場合,「できるADL」と「しているADL」との間にギャップがあるということを理解しよう.

「しているADL」の評価については,実際に病棟での動作状況をチェックするようにしたり,患者が外泊したときの実際のADL状況を家族にチェックしてもらうことで真の情報が得られる.

> ADLはできることであっても,それを実際にしていないのでは意味がない!

3 ADL評価表の点数が満点だったら,「問題がない」と言えるのか?

代表的なADL評価表であるFIMやバーセルインデックスなどは,各動作の可否をチェックし,スコア化するものである.しかし,これらの評価表で満点だったときに,患者のADLはまったく問題なく「自立」と判断してよいだろうか?

ADL評価は「できる」「できない」だけで判断するのではなく,「どのようにしてできるのか」「その動作の患者への負担はどの程度なのか」などを評価することが重要である.この点を考慮しないと,「できる」けれど「やらない」ということが起こってくる.

したがって,ADLのスコアだけでなく,その中身についても十分に吟味して,スコアの意味を判断するようにしなければならない.

> 患者のADL能力は点数だけで表すことができない.大切なのは,どのようにやっているかである.

4 どう可能なのか,どう不可能なのかをしっかり評価する

ADL検査の目的は,単に患者の日常生活動作がどの程度可能なのかを評価するだけではない.

評価を実際の理学療法プログラムの立案や実施につなげるためには,「可能」であればどのように可能なのか,「不可能」であればどのように不可能なのかといった詳細な評価を行うことが大切である.

> 動作が可能でも,さらに改善すべき点があれば治療の対象となる.不可能であっても,何かを工夫すれば可能になることもある.それらはすべて理学療法プログラムに組み込まれるべきである.

5 包括的評価表では，疾患に関係するADL能力が把握できない

ADL評価表には，様々な疾患に用いられる包括的評価表と，特定の疾患に対応した疾患特異的評価表がある．

FIMやバーセルインデックスといった包括的評価表は，四肢麻痺や機能障害のある患者には有用だが，呼吸器疾患患者など，四肢の麻痺や機能障害がなく，呼吸困難などの症状が中心の患者に用いると，過大評価をしてしまう．「まったく問題点がない」という判断になることも少なくない．つまり，基本的には「できないADL」はないと評価されてしまう．しかし一方で，各動作において「息苦しさを感じる」などといった問題は見えてこない．

このような誤った評価をしないためにも，疾患特異的評価表を用いることが大切である．それにより疾患特有の症状を考慮した上でのADL能力を把握することが可能となる．

すべての疾患に対応したADL評価表はない．
そのため，使用する評価表からは，何がわかり，何がわからないかを理解しておくべきである．

リハの目標は患者のADLを向上させること！
機能的回復があってもADLが変わらなければ意味がない．

MEMO

10 姿勢・動作・歩行の観察・分析

■何のために観察・分析するのか
- 患者の状態が正常か,適正か,治療の効果がみられたかを判断.
- 健常者との違い,年齢や発達レベルと比較した場合の違い,効率的な仕方との違いなどを把握する.
- 移動動作やADLにどのような影響があるかを判断.

■何を観察・分析するか
【姿勢】
- アライメント,重心動揺,筋活動,バランス,姿勢保持時間など.

【動作】
- 動作遂行能力,正常動作からの逸脱,動作の効率性,動作の改善度など.

【歩行】
- 1歩行周期の動作数(歩行周期,表1).
- 歩行の全体的特徴(腕の振りの非対称,体幹の回旋,分廻し歩行などを含む).
- 左右の対称性,動揺性・左右の不同などのバランスの悪さ.
- 歩行速度,歩幅,歩隔,上下動など.

表1 従来の用語とランチョ・ロス・アミーゴ方式

従来の用語		ランチョ・ロス・アミーゴ方式	
ヒールストライク	踵接地	イニシャルコンタクト	初期接地
フットフラット	足底接地	ローディングレスポンス	荷重応答期
ミッドスタンス	立脚中期	ミッドスタンス	立脚中期
ヒールオフ	踵離地	ターミナルスタンス	立脚終期
トゥオフ	つま先離地	プレスイング(の終わり),イニシャルスイング(の始まり)	前遊脚期の終わり,遊脚初期の始まり
アクセルレーション	加速期	イニシャルスイング(の一部)とミッドスイング	遊脚初期の一部と遊脚中期
ミッドスイング	遊脚中期	ミッドスイング(の一部)とターミナルスイング	遊脚中期の一部と遊脚終期
デセレレーション	減速期	ターミナルスイング(の一部)	遊脚終期の一部

(キルステン ゲッツ・ノイマン著,月城慶一ほか訳:観察による歩行分析. 医学書院;2005. p.10.)

姿勢

①立位姿勢

HOP 基本となる知識

観察・分析の基本事項

- 姿勢から全体的な印象をつかむ．
- **アライメント**を矢状面，前額面に分けて観察する（**図1**，**図2**）．
- **重力に対する反応**が力学的に合理的かどうかをみる．
  全体として姿勢が重力に対してどのように対応しているのかを見極め，不自然な重力対応をしているポイントを見つける（頸部，上肢の動きや筋収縮状態など）．

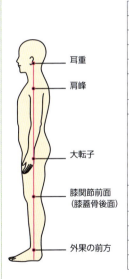

部位	観察ポイント
頭部	中間位
頸部	やや前方に彎曲
胸椎	正常な後彎
肩甲骨	前方に35°傾斜
上腕骨頭	骨頭が肩峰内，近位，遠位ともに同じ垂直面上
腰椎	20〜30°前彎
骨盤	上前腸骨棘と恥骨結合が同一垂直面上に位置している．上前腸骨棘と上後腸骨棘を結ぶ線と水平面のなす角度が5°以内（上前腸骨棘が下），多くとも±15°以内
股関節	屈伸0°腸骨稜頂点と大転子を結ぶ線が大腿長軸と一致している
膝関節	伸展0°
脛骨	軸が垂直
足関節	長軸アーチ底背屈0°
足指	伸展位

左側面より立位姿勢を観察している．縦の配列（アライメント）と前後のバランスを確認．

図1 矢状面からみたアライメント

- **筋活動の観察：** 立位保持のための頸部，肩甲帯，上肢，体幹，下肢などの筋活動を観察する（抗重力筋）．
- **バランスの評価：** 立位保持のためのバランス能力を評価する．
- **姿勢保持時間の評価：** 自力で静止立位が可能な時間を評価する．
- **重要な評価事項：** Romberg徴候，立位での予測性姿勢調節（方略：strategy），Pusher現象，外乱に対する立位姿勢反応など．

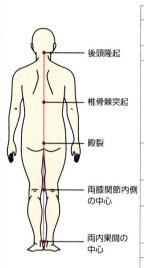

部位	観察ポイント
頸・胸・腰椎	垂直
胸骨角	水平
肩甲骨	水平で上角が第2，下角が7胸椎に位置し，胸郭上で平坦，両肩甲骨内側縁は平行，胸椎棘突起から約7.5cm離れている．両肩峰はTh1棘突起下縁を通る水平軸のわずか下に位置
上腕骨	上腕骨上面は肩峰よりわずかに外側，ニュートラルポジションで胸郭に平行
肘関節	解剖学的肢位では，肘窩は前方，肘頭は後方となる
傍脊柱部の対称性	腰椎棘突起から5cm外側で，左右の隆起部分の差が1.25cm以内
骨盤	水平位
膝関節	生理的外反5°

背面から立位姿勢を観察している．縦の配列（アライメント）と左右のバランスを確認．

図2　前額面からみたアライメント

観察・分析時の注意点

- 常に安全性・実用性を考慮しながら行う．
- 全体を観察するため，ある程度離れた位置から見るようにする．
- 立位保持が困難な場合や，長期臥床後の検査などでは，相応のリスク管理が求められる．

STEP ▶ より理解を深めよう

覚えておこう

- **矢状面からみた立位の異常姿勢**には,以下のものがある(図3).
  1. **リラックスによる異常姿勢**:リラックスして体幹の筋緊張が低くなっているため,腹部が前方に出ている.
  2. **過度の前彎と後彎**:過度に腰椎の前彎と胸椎の後彎がみられる.
  3. **円凹背**:背部が丸まり,お腹が前に出て,腰部は後方に突出している.
  4. **平背**:脊柱のカーブがまったくなくなってしまった状態.
  5. **円背**:背部が丸まっていて「猫背」ともいい,腹筋は緩む.反対に背筋の緊張は高い.

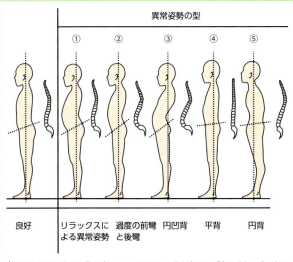

(McMorris Ro:Faulty postures. Pediatr Clin North Am 1961;8:217.)

図3 矢状面からみた立位の異常姿勢の型

- **前額面から見た立位の異常姿勢**には,側彎などがある.

②座位姿勢

HOP 基本となる知識

観察・分析の基本事項

- 矢状面,前額面に分けて観察・分析を行う.
- **アライメントや支持基底面**における重心点の偏位の有無を観察する(図4).
- **重力に対する反応(バランス反応)**を観察する.
  「重心がどこにあるのか」「なぜそのような状態なのか」「どのような姿勢制御が行われているのか」を分析する.
- **筋活動の観察:** 座位保持のための頸部,肩甲帯,上肢,体幹,下肢などの筋活動を観察する.
- **姿勢保持時間の評価:** 自力で静止座位が可能な時間を評価する.

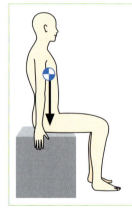

部位	観察ポイント
頭頸部	中間,垂直,眼位水平
上肢	アームサポートまたは大腿でリラックス
肩甲帯	肩甲骨内外転中間位
脊椎	わずかな頸椎前彎,わずかな胸椎後彎,わずかな腰椎前彎をもつ垂直姿勢
骨盤	わずかな後方傾斜,前方傾斜と回旋はなし
股関節	屈曲>90°,わずかな外転と外旋
膝関節	約90°
足関節	中間位,底背屈0°

図4 矢状面からみたアライメント

観察・分析の際の注意点

- 安定性,耐久性,実用性などを考慮しながら行う.

STEP より理解を深めよう

覚えておこう

- **側彎患者の場合**：図5は，右凸（左カーブ）の側彎患者の座位姿勢である．脊柱が左側にカーブしているのでバランスを取るために右肩が挙上し，右骨盤は下がり，頸部も右に側屈することで正中位を保とうとしている．
- **脳卒中による右片麻痺患者の場合**：図6は，低緊張である右片麻痺患者の座位姿勢である．座位姿勢は全体的に右に傾いており，右肩が左肩に比べて低く，右体幹がくずれて短縮している．また右股関節は外転・外旋しており，右に倒れないようにするため，左上肢でベッド端をつかんでいる．

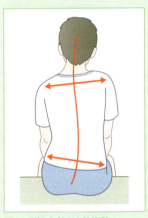
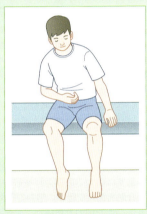

図5　側彎患者の座位姿勢　　**図6　片麻痺患者の座位姿勢**

動作

① 背臥位からの寝返り

HOP 基本となる知識

観察・分析の基本事項(表2, 図7)

- 左右両側への寝返りが可能か,動作のバリエーションはあるかなどを確認する.
- 動作の開始がどこから起こり,体節がどのような順番で回転していくのかを観察する.
- 寝返るための力源がどこか,どんな努力をしているのかを観察する.
- 回転を妨げる因子は何か確認する.
- 異常な筋緊張や連合反応などが出現していないか観察する.

表2 「背臥位からの寝返り」の動作での観察事項

- 開始姿勢(背臥位)のアライメント
- 身体重心の左右移動機能の状態
- 動作パターン
- 左右両側への可否

観察・分析の際の注意点

- まずは自力での寝返りを観察する.自力で難しいようであれば介助を加えて行い,自力で行えない因子を考える.
- どこまで自力で可能か,またどこからの動きが難しいかを分析する.

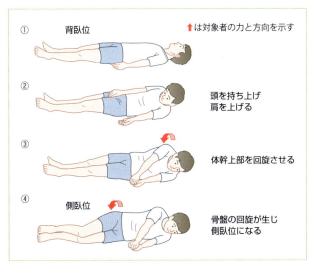

図7 背臥位からの寝返り
(齋藤宏ほか:姿勢と動作. 第3版. メヂカルフレンド社;2010. p.61.)

STEP より理解を深めよう

覚えておこう

- **寝返り時に起こりうる問題**:臨床で観察される寝返りの問題として,以下のものがある.
  ①寝返り動作の開始が頭部からでなく,下肢からになっている.
  ②寝返る方向の対側の上肢がリーチできない.
  ③対側の上肢,肩甲帯が寝返る方向に前方突出できない.
  ④体幹が寝返る方向に屈曲・回旋できない.
  ⑤下肢が体幹の回転方向に追従できず,残ってしまう.
- **脳卒中片麻痺患者の場合**:非麻痺側に寝返る場合,腹部の筋活動が乏しく,頭部は屈曲・回旋しているものの,体幹と骨盤の連結が不十分なため,寝返りが困難になる.
- **頸髄損傷患者の場合**:上肢の振りによる回転力が十分でなく,体幹の柔軟性の低下や下肢(股関節)の内外旋可動域制限などで寝返りが困難になる.

②背臥位からの起き上がり

HOP 基本となる知識

観察・分析の基本事項(表3)

- 左右両側からの起き上がりが可能か，努力度の違いはあるか，動作のバリエーションはあるかなどを確認する．
- 動作の開始がどこから起こり，体節がどのような順番で回転していくのかを観察する．
- 起き上がりを妨げる因子は何かを確認する．
- **体幹を回旋させない起き上がり**：股関節屈曲筋の動き，およびその反作用による下肢の挙上を防ぐための協働運動としての股関節伸展筋の動きを観察する(バビンスキーの股屈現象の有無の観察)．
- **体幹を回旋させる起き上がり(図8)**：回旋運動が可能かどうかを判断する．片麻痺患者や高齢者の場合，回旋が困難または不可能なことが少なくない．

表3 「背臥位からの起き上がり」の動作での観察事項

- 開始姿勢(背臥位)のアライメント
- 身体重心の左右移動機能の状態
- 動作パターン
- 左右両側からの可否
- 努力量の差

観察・分析の際の注意点

- まずは自力での起き上がりを観察する．自力で難しいようであれば介助を加えて行い，自力でできない因子を考える．
- どこまで自力で可能か，またどこからの動きが難しいかを分析する．

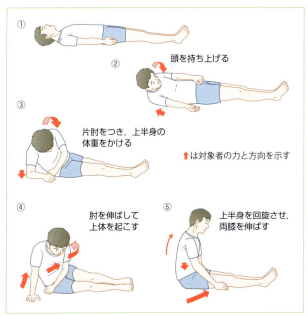

図8 体幹を回旋させる起き上がり

(齋藤宏ほか:姿勢と動作. 第3版. メヂカルフレンド社;2010. p.89.)

STEP より理解を深めよう

覚えておこう

- 起き上がりは,寝返り動作に続いてon elbowになれなければ難しい.On elbowになるためには,頭部,体幹の回旋が必要であるが,回旋し過ぎると崩れてしまう.
- **起き上がり時に起こりうる問題**:臨床で観察される起き上がりの問題として,以下のものがある.
  ①手すりなどを引っぱってon elbowになろうとする.
  ②頭部や体幹の回旋がなく,上肢のみの力でon elbowになろうとする.
  ③上肢(肘)の付く位置が体幹に近すぎる,あるいは遠すぎる.
  ④連合反応などで,体幹,股関節、膝関節が屈曲してしまい,重心が起こせない.

③座位からの立ち上がり

HOP 基本となる知識

観察・分析の基本事項(表4)

- 椅子から自力で立ち上がれるか,上肢の支持を用いずに立ち上がれるかを観察する.
- **自力で立ち上がりが可能な場合:** 高さを低くしても可能か,立ち上がり速度は適当か,努力度は適当かを観察する.
- **自力で立ち上がれない場合:** どこでできなくなるのかを観察し,できない因子を考える.またどこを介助すれば可能となるのかを分析する.

表4 「座位からの立ち上がり」の動作での観察事項

- 開始姿勢(座位)の体幹の肢位(体幹の屈曲の有無など)
- 体幹の前傾(重心の移動)が十分に行えるか
- 関節角度変化の推移,足圧中心点の動き
- 股関節屈筋群の筋力(図9 ③~④)
- 重心線のコントロールができているか(図9 ⑤~⑧)
- 下肢・体幹の伸展筋力(図9 ⑥~⑧)

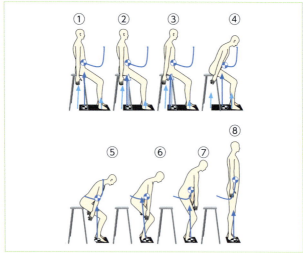

図9 起立動作のメカニズムと重心の軌跡

観察・分析の際の注意点

- 座面の高さにより起立のパターンが異なってくることがあるので,座面の高さをあらかじめ確認しておく.
- 左右の下肢に均等に荷重しているか,対称的に立ち上がるかを分析する.
- 骨盤と体幹が抗重力伸展活動を保持できているかを注意深く観察する.

STEP ↗ より理解を深めよう

覚えておこう

- **立ち上がり動作が困難になる原因**として,以下のものがある.
  ①骨盤を前傾し,重心を前方に移動させることができない.
  ②股関節の屈曲可動域に制限や痛みがある.
  ③大殿筋の筋力低下により,骨盤が前傾できない.
  ④脊椎の可動域が制限されている.
  ⑤大腿四頭筋の筋力低下や麻痺.
  ⑥足関節の背屈制限.
  ⑦膝関節の屈曲制限.
  ⑧足部の痛み.
  ⑨足関節背屈筋の筋力低下.

MEMO

④ベッド上（座位）から車椅子への移動

HOP 基本となる知識

観察・分析の基本事項（表5）
- 左右両側からの移動が可能か，左右での違いはあるかを観察する．
- 動作中の身体重心の左右足部への交互の移動の状態を観察する．（図10，図11）

表5 「ベッド上（座位）から車椅子への移動」の動作での観察事項

- 開始姿勢（座位）の体幹の肢位（体幹の屈曲の有無など）
- 体幹の前傾（重心の移動）が十分に行えるか
- 立ち上がりが可能か
- 足を前に踏み出し，重心を移動できるか
- 座面に対して正面に立てるか
- 安定して着座できるか

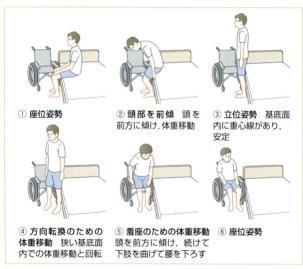

① 座位姿勢　　② 頭部を前傾　頭を前方に傾け，体重移動　　③ 立位姿勢　基底面内に重心線があり，安定

④ 方向転換のための体重移動　狭い基底面内での体重移動と回転　　⑤ 着座のための体重移動　頭を前方に傾け，続けて下肢を曲げて腰を下ろす　　⑥ 座位姿勢

図10　ベッド上から車椅子への移動①

（田中マキ子，下元佳子編：在宅ケアに活かせる褥瘡予防のためのポジショニング．中山書店；2009．p.49．）

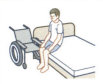

① 座位姿勢　　②**手足の移動**　座った状態で車椅子側へ手足を移動させ，基底面を広げる　　③**足底への体重移動**　車椅子から遠い側の足（軸足）に体重移動させるように頭を傾ける

④**方向転換のための体重移動**　左足（軸足）を回旋させながら伸び上がり，その後右足へも体重をかけていく　　⑤**着座のための体重移動**　車椅子に完全に着座するために頭を前方に傾け，続けて下肢を曲げて腰を下ろす　　⑥ 座位姿勢

図11　ベッド上から車椅子への移動②
(田中マキ子，下元佳子編：在宅ケアに活かせる褥瘡予防のためのポジショニング．中山書店；2009．p.50．)

観察・分析の際の注意点

- 安定性，実用性，時間などを評価する．
- まずは自力での移動を観察する．自力で難しいようであれば介助を加えて行い，自力で行えない因子を考える．

STEP➚ より理解を深めよう

覚えておこう

- **評価指標を用いた姿勢分析の方法（Berg Balance Scale：BBS）：**
BBSは，バランス能力を評価する手段として開発された評価法で，ADL能力との関連が深く，機能的予後予測としても用いられる．基本的動作14項目を0〜4点で得点化し，56点満点で評価する．BBSが45点以上あれば，歩行補助具が不要で，転倒の危険性が少ない（**表6**）．

表6 Berg Balance Scale(BBS)

テスト項目と説明内容	配点(0〜4)と基準
1. 座位からの立ち上がり 「できるだけ手を使わないで立ってください」	4：手を使わないで自力で立ち上がり，立位保持可能. 3：手を使えば自力で立ち上がれる. 2：2〜3回練習すれば，手を使って自力で立ち上がれる. 1：立ち上がりや立位保持の際に，ちょっとした介助(最小限の)が必要. 0：立ち上がるときに，かなりの介助(中等〜最大の)が必要.
2. 支えなしで静止立位保持 「何もつかまらないで2分間立ったままでいてください」 もしこの項目で，"支えなしで2分間立っていられる"と判定された場合には，次の項目「3.背もたれなしで座位を保持」は満点としてパスし，項目「4.立位から座位まで腰を降ろす」に進む.	4：安全に2分間立っていられる. 3：2分間立っていられるが看視が必要(目が離せない). 2：支えなしで30秒間立っていられる. 1：2〜3回練習すれば，支えなしで30秒間立っていられる. 0：支えなしで30秒間立つことは不能.
3. 背もたれなしで座位を保持．ただし足は床か踏み台の上に置いて支える 「腕を組んで，2分間座ったままでいてください」	4：安全にしっかりと2分間座っていられる. 3：2分間座っていられるが看視が必要(目が離せない) 2：30秒間は座っていられる(看視でもよしとする). 1：10秒間は座っていられる(看視でもよしとする). 0：支えがないと10秒間も座っていられない.
4. 立位から座位まで腰を降ろす 「どうぞ，お座りください」	4：ちょっと(最小限)手で支えて安全に腰かけられる. 3：腰を降ろすのに両手を使ってうまく調節する. 2：腰を降ろすとき，(手の支えに加え)ふくらはぎを椅子に押し当てて調節する. 1：一人で腰かけられるが，調節できずドスンと座る. 0：椅子に腰を降ろすのには介助が必要.
5. 移乗 ピボット・トランスファーが行えるように，椅子を配置する．対象者にまずアームレスト付きのシートに向かって移乗し，次に戻るときにはアームレストなしのシートに向かってするよう指示する*1.	4：ほんのわずかだけ手で支えれば安全に移乗できる. 3：安全に移乗できるが，かなりの手の支えを必要とする. 2：声がけや看視があれば移乗できる. 1：移乗には一人の介助が必要. 0：移乗には二人の介助か安全のために看視が必要. ＊1：用意する椅子としては，2つとも椅子か(1つは肘かけ付き，もう1つは肘かけなし)，あるいはベッドと椅子を用いることができる.

テスト項目と説明内容	配点（0〜4）と基準
6. 閉眼で支持なしの立位保持 「目を閉じて，10秒間じっと立っていてください」	4：安全に10秒間立っていられる． 3：看視があれば，10秒間立っていられる． 2：3秒間は立っていられる． 1：3秒間，目を閉じてはいられるが，ふらつきはない． 0：転ばないように介助が必要．
7. 両足をそろえた立位の保持 「両足をそろえて何にもつかまらずに立ってください」	4：一人でつま先をそろえることができ，1分間安全に立っていられる． 3：一人でつま先をそろえることができ，看視があれば1分間安全に立っていられる． 2：一人でつま先をそろえることはできるが，30秒間立ってはいられない． 1：つま先をそろえるのに介助が必要だが，15秒間立っていられる． 0：つま先をそろえるのにも介助が必要だし，15秒間立っていることもできない．
8. 立位で手を伸ばして前方リーチ 「片手を水平に上げて，前のほうにできるだけ遠くまで指を伸ばしてください」：開始時に検者は指先に定規を当てておく． 「片手を水平に上げて，指を開いて前にできるだけ遠くまで手を伸ばしてください」：手を前に伸ばしている間，指は定規に触れないようにしておく＊2．	4：確実に前方へリーチする距離が25cmを越える． 3：安全に前方へリーチする距離が12cmを越える． 2：安全に前方へリーチする距離が5cmを越える． 1：前方へのリーチは可能であるが，看視が必要． 0：リーチしようとするとバランスを失い，外部の支えが必要． ＊2：対象者がもっとも体を前に傾けた肢位で，指が届いた最先端までの距離を測定値として記録する．もし可能なら，体幹の回旋を防ぐため，両手でリーチするよう指示する．
9. 床から物を拾い上げる 「足下からスリッパを拾ってください」	4：安全かつ容易にスリッパを拾い上げられる． 3：スリッパを拾い上げることはできるが，看視が必要． 2：拾い上げはできないが，スリッパの近く（2〜5cm）までは手が届き，一人でバランスもとれる． 1：行うときには看視が必要で，しかも拾い上げることはできない． 0：バランスを崩したり転倒したりしないように介助が必要で，試しに行うこともできない．
10. 左右の肩越しに後ろを振り向く 「左肩越しに後ろを振り向いてください」 「次に右側からもお願いします」	4：両方とも振り向き可能で，体重をうまく移すことができる． 3：体重を移してうまく振り向けるのは片方だけで，他側へはうまく体重をかけられない． 2：体を回旋できるのは横向きまでだが，バランスは維持できる． 1：振り向くときには看視が必要． 0：バランスを崩したり転倒したりしないように介助が必要．

表6 つづき

テスト項目と説明内容	配点(0～4)と基準
11. 一回転 「完全に『回れ右』をしてください」 いったん止まってから， 「次は反対周りでお願いします」	4：両方向とも4秒未満で完全に一回転できる． 3：一方向だけなら4秒未満で完全に一回転できる． 2：ゆっくりであれば完全に一回転できる． 1：回転する前に近接看視や声がけが必要． 0：回転するには介助が必要．
12. 踏み台に足を載せる 「両足を交互に4回ずつ，合計8回，台に載せてください」	4：一人で安全に立位がとれ，しかも20秒間に8回の足載せを完了できる． 3：一人で立位がとれ，足載せも可能だが，8回行うには20秒を超える． 2：看視があれば介助なしで4回の足載せを完了できる． 1：足載せはできるが続けて2回はできない．わずかの介助を必要とする． 0：転倒しないように介助が必要で，試しに行うこともできない．
13. 片足を前方に置いて支持なしで起立 「一方のつま先に他方の踵がつくようにして立ってください」 「もし，できない場合は，前の足の踵と後ろ側のつま先の距離を十分とって立ってください」（やって見せる）	4：一人で「継ぎ足位」をとることができ，30秒間，立位保持が可能． 3：「継ぎ足位」はとれないが，一人で片足を他方より前に出した状態で，30秒間，立位保持可能． 2：一人で小さく踏み出した状態で，30秒間，立位保持が可能（両足の間の距離は上の場合より長い）． 1：踏み出す前に介助が必要であるが，15秒間，立位保持が可能． 0：踏み出すときや，立位をとっている間にバランスを失う．
14. 片足立ち 「物につかまらないで，できるだけ長く片足で立ってください」	4：一人で足を持ち上げて，10秒間を超えて片足立ちが可能． 3：一人で足を持ち上げて，5～10秒間，片足立ちを保持できる． 2：一人で足を持ち上げて，3秒以上，片足立ちを保持できる． 1：一人で立位を保持できるが，足を持ち上げようとしても，3秒間は片足立ちできない． 0：足を持ち上げられないか，転ばないように介助が必要．

（赤居正美：リハビリテーションにおける評価ハンドブック．医歯薬出版；2009．p.171．）

歩行

①歩き始め —— 立位からの一歩踏み出し

HOP 基本となる知識

観察・分析の基本事項(表7)

- 前額面,矢状面の両面から観察・分析を行う.
- 立位姿勢を保持できるだけのバランス能力があるか,下肢のみで支えることができるかを評価する(図12,13).ふらつきがあっても支持基底面内に重心線を収めるようにコントロールできているかを確認する.
- 立位で床反力作用点を前後・左右に移動させられるか,確認する.
- **足の振り出し**:どちらの脚から振り出すか,なぜその脚から振り出すのかについて考える.振り出しが不安定な場合,どこに原因があるのかを分析する.

表7 「立位からの一歩踏み出し」時の観察事項

- 開始姿勢(体幹の屈曲の有無など)
- 立位での身体重心側方移動
- 片脚支持(図13)
- 股関節内転・外転の有無
- 股関節・膝関節の屈曲角度
- 足関節底屈・背屈筋群の筋緊張のアンバランス

観察・分析の際の注意点

- 立位や歩行が不安定な場合は,歩き始めにバランスをくずしたり,転倒する恐れがあるため注意する.

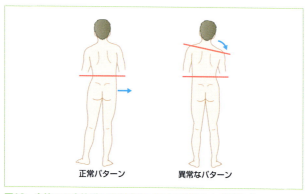

図12　立位での身体重心側方移動における正常および異常パターン

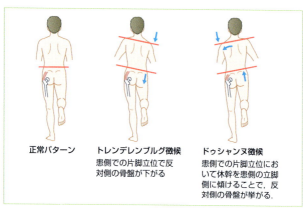

図13　片脚支持における正常および異常パターン

正常パターン

トレンデレンブルグ徴候
患側での片脚立位で反対側の骨盤が下がる

ドゥシャンヌ徴候
患側での片脚立位において体幹を患側の立脚側に傾けることで，反対側の骨盤が挙がる．

②歩行

HOP　基本となる知識

観察・分析の基本事項（表8）

- 前額面，矢状面の両面から観察・分析を行う．
- 歩行の安定性や速度，リズムなどを観察する．
- 歩行の持久性や実用性はどうかを判断する．

- **歩行周期に応じた身体各部位の機能**が発揮されているかを分析する(rocker functionなど，図14).
- 左右の上・下肢が対照的に相対する動きとなっているかを観察する．
- **目線や頭部の動き**：歩行中に目線や頭部を自由に動かすことができるかを観察する．
- 歩行中の重心の移動(上下・左右)は滑らかであるかを観察する．
- 歩行中の姿勢の変化がないか確認する．

表8 「歩行時」の観察事項

- 左右への重心の移動，上下動，歩幅(step length)，歩隔(step width，図15)などが適切か
- 歩幅，重複歩距離(stride length)，歩隔，立脚時間などの左右非対称
- 歩行動作の各相(立脚期，遊脚期，両脚支持期)
- 歩行速度，歩行率(図16，表9)
- 上肢の振りの非対称，体幹の回旋

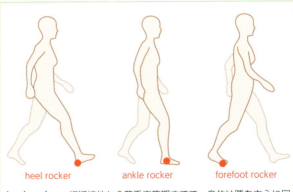

heel rocker　　　　ankle rocker　　　　forefoot rocker

heel rocker：初期接地から荷重応答期までで，身体は踵を中心に回転し，荷重を受け継ぐ
ankle rocker：荷重応答期から立脚中期までで，身体は足関節を中心に回転し，足関節が背屈していく
forefoot rocker：立脚終期において身体は中足指節間関節を中心に回転し，脚の前方への動きを可能にする

図14 rocker function

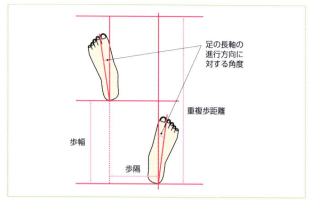

図15 歩幅，重複歩距離，歩隔

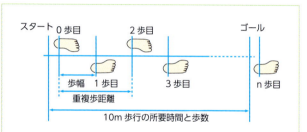

10m歩行で確認していく．歩き始めと歩き終わりの加速と減速の影響を除くため，10m歩行の手前3mから歩き始め，10m歩行の後3m以上歩いてもらう．

10m歩行に要した所要時間から歩行速度を，歩数から歩幅を，所要時間と歩数から歩行率を算出する．

```
歩行速度（m/秒）＝10(m)/所要時間（秒）
歩幅（m）＝10(m)/歩数（n歩）
歩行率（歩/秒）＝歩数（n歩）/所要時間（秒）
```

図16 歩行速度，歩幅，歩行率の算出法

表9 歩行速度・歩行率・歩幅の目安

● 高齢者の歩行速度 (m/秒)

	年齢	例数	歩行速度
男性	20〜39歳	25	1.50±0.187
	65〜69歳	102	1.24±0.210
	70〜74歳	92	1.23±0.238
	75〜79歳	36	1.09±0.249
	80歳以上	28	1.00±0.298
女性	20〜39歳	22	1.46±0.184
	65〜69歳	145	1.18±0.239
	70〜74歳	113	1.11±0.237
	75〜79歳	82	0.88±0.258
	80歳以上	47	0.80±0.207

● 高齢者の歩行率

	年齢	例数	歩行率
男性	20〜39歳	25	119.40±6.24
	65〜69歳	102	114.84±8.64
	70〜74歳	92	117.00±10.44
	75〜79歳	36	114.24±12.96
	80歳以上	28	113.76±12.72
女性	20〜39歳	22	126.72±8.52
	65〜69歳	145	121.80±13.08
	70〜74歳	113	120.00±13.20
	75〜79歳	82	114.60±15.48
	80歳以上	47	109.68±13.56

● 高齢者の歩幅

	年齢	例数	歩幅	基準化歩幅
男性	20〜39歳	25	0.75±0.074	0.457±0.044
	65〜69歳	102	0.65±0.086	0.407±0.051
	70〜74歳	92	0.63±0.093	0.397±0.059
	75〜79歳	36	0.57±0.109	0.360±0.065
	80歳以上	28	0.53±0.138	0.338±0.086
女性	20〜39歳	22	0.69±0.052	0.415±0.038
	65〜69歳	145	0.58±0.086	0.393±0.054
	70〜74歳	113	0.55±0.082	0.378±0.055
	75〜79歳	82	0.46±0.105	0.320±0.069
	80歳以上	47	0.44±0.094	0.380±0.065

(西澤哲ほか：地域高齢者を対象とした歩行時のフットクリアランスに関する研究．バイオメカニズム．1998；14：69-79．)

観察・分析の際の注意点

- 常に転倒する危険性を考え，対処できる状態で観察する．
- **運動麻痺がある場合：** 麻痺の程度や，装具・歩行補助具の有無によっても変わってくるので，まずこれらの確認を行う．

STEP ✒ より理解を深めよう

覚えておこう

- **歩行中における異常所見**：表10に示すようなものがあげられる.
- 歩行の異常の確認用にはO.G.I.Gの歩行分析シートなどが用いられる(表11).

表10 歩行中における異常所見

初期接地における異常	前足部接地,足底全面での接地,背屈位での接地などがあり,それぞれ原因が異なる.これらは足関節の底背屈筋力や底背屈の可動域制限によって起こる
荷重応答期における膝関節の急激な伸展	股関節伸展に可動域制限がある場合は,荷重応答期において体幹を前傾して股関節を屈曲することで,体重を前方に移動するため,膝関節は過伸展する
立脚期における膝折れ	大腿四頭筋など膝伸展筋力の低下や麻痺があると,立脚期に膝折れが起こる.これを回避する代償動作として膝のロッキングがある(p.245参照)
遊脚期における下肢の分廻し歩行	膝関節の屈曲制限(伸展拘縮)や足関節の背屈制限,尖足拘縮などがあると,遊脚期に下肢を外転,分廻ししながら歩く

表11　O.G.I.Gの歩行分析シート

患者名_____　使用補装具_____　年月日_____
診断名_____

主要な問題_____
望ましい対策_____
検査場所_____　理学療法士_____

〇左患側　　　　　　　　　　　　　　　　　　　　右患側〇

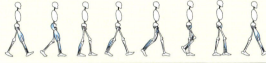

荷重の受け継ぎ		単脚支持期		遊脚期			
IC	LR	MSt	TSt	PSw	ISw	MSw	TSw
踵接地 〇あり 〇なし		適切な背屈 〇あり 〇なし			適切な背屈 〇あり 〇なし		
	適切な 底屈 〇あり 〇なし	踵離れのタイミング 〇早すぎ 〇適切 〇遅れ 骨盤の安定 〇あり 〇なし					
適切な膝屈曲 〇あり 〇なし		適切な膝伸展 〇あり 〇なし		適切な膝屈曲 〇あり 〇なし		適切な膝伸展 〇あり 〇なし	
		股関節伸展 〇あり 〇なし		適切な股屈曲 〇あり 〇なし			
ヒールロッカー 〇不足 〇過多 〇正常	アンク ルロッ カー 〇不足 〇過多 〇正常	フォア フット ロッカー 〇不足 〇過多 〇正常		フットクリアランス 〇あり 〇なし			

表11 つづき

代償運動
- 骨盤のもち上げ
- パーストレトラクト
- 分廻し
- 反対側の伸び上がり
- 体幹の前傾
- デュシェンヌ
- トレンデレンブルグ
- その他 _____

腕の振り _____

頭部位置 _____

階段

	上り	下り
可能	○可能	○可能
不可能	○不可能	○不可能
痛み	○痛み	○痛み

二重課題
○可能　○不可能

二重課題条件付き
○可能　○不可能

足関節
- ローヒール low heel（底屈位での踵接地, IC）
- フォアフットコンタクト forefoot contact（前足部から接地, IC）
- フットフラットコンタクト foot-flat contact（足底全体で初期接地, IC）
- フットスラップ foot slap（踵接地の後の制御されていない底屈動作, LR）
- 過度の底屈 excess plantar flexion（IC, LR, MSt, TSt, ISw, MSw, TSw）
- 過度の背屈 excess dorsal flexion（IC, LR, MSt, TSt, PSw）
- 過度の回外（内反） excess supination（IC, LR, MSt, TSt, TSw）
- 過度の回内（外反） excess pronation（IC, LR, MSt, TSt, TSw）
- ヒールオフ／早すぎるヒールオフ heel-off/premature heel-off（ローディングレスポンスとミッドスタンスで踵が床から離れている, LR, MSt）
- ノーヒールオフ no heel-off（ターミナルスタンスとプレスイングで踵が離床しない, TSt, PSw）
- トウドラッグ toe drag（遊脚相で指, 前足部, もしくは踵が接床, LSw, MSw, TSw）
- 反対側の伸び上がり contralateral vaulting（早くから, もしくは過度に反対側の立脚肢の踵をもち上げる状態, PSw, ISw, MSw, TSw）

足趾
- アップ up（過伸展, LR, MSt, TSt）
- 伸展不足 inadequate extension（TSt, PSw）
- クロウトゥ・ハンマートウ clawed/hammered（TSt, PSw）

膝関節
- 屈曲制限 limited flexion（LR, PSw, ISw）
- 過度の屈曲 excessive flexion（IC, LR, MSt, TSt, TSw）
- 動揺 wobbles（1つの相ですばやい屈曲伸展, LR, MSt, TSt）
- 過伸展 hyperextension（IC, LR, MSt, TSt, TSw）
- 急激な伸展 extension thrust（膝関節が激しく完全伸展, LR, MSt, TSt）
- 外反／内反 valgus/varus（MSt, TSt）
- 反対側の過度の屈曲 excessive contralateral flexion（PSw, ISw, MSw, TSw）

股関節
- 屈曲制限 limited flexion（IC, LR, ISw, MSw, TSw）
- 過度の屈曲 excess flexion（IC, LR, MSt, TSt）
- パーストレトラクト past

表11 つづき

retract（ターミナルスイングで観察される大腿の前方への動きの直後に起こる後戻りする動き, TSw）
○ 内旋　internal rotation
○ 外旋　external rotation
○ 内転　adduction
○ 外転　abduction

骨盤
○ 骨盤のもち上げ　hikes（ISw, MSw）
○ 骨盤の後傾　posterior tilt
○ 骨盤の前傾　anterior tilt
○ 前方回旋不足　lacks forward rotation（TSw）
○ 後方回旋不足　lacks backward rotation（TSt）
○ 過度の前方回旋　excess forward rotation
○ 過度の後方回旋　excess backward rotation
○ 同側の落ち込み　ipsilateral drop（PSw, ISw, MSw, Tsw）
○ 反対側の落ち込み　contralateral drop（LR, MSt, TSt）

体幹
○ 体幹の前傾　forward lean（LR, MSt, TSt）
○ 体幹の後傾　backward lean（LR, MSt, TSt）
○ 体幹の側屈　lateral lean（LR, MSt, TSt, ISw, PSw, MSw, TSw）
○ 過度の前方回旋／後方回旋　rotates forward/backward

（　）＝これらの逸脱運動が意味をもち, 機能的課題の遂行を阻害する相

衝撃吸収メカニズム

足関節	○適切	○不適切	影響する箇所_____
膝関節	○適切	○不適切	影響する箇所_____
骨盤	○適切	○不適切	影響する箇所_____

検査結果
SLS　　○右_____
　　　　○左_____
筋力・緊張力_____
感覚・受容器_____
可動域・拘縮_____
VAS（visual analog scale）　　治療前_____
　　　　　　　　　　　　　　　治療後_____
詳細な検査結果_____

可能性のある原因
○弱化_____
○運動制御の障害_____
○可動域制限_____
○感覚・受容器の障害_____
○痛み_____
○変形_____
○大脳辺縁系　情緒領域_____

適切な治療介入
_____
_____

表11 つづき

治療前の検査結果	年 月 日			
検査距離 (m)	検査時間 (秒)	歩数 歩		

- 検査距離 (m)/検査時間 (秒)/60＝ (m/分)歩行速度
- 検査距離 (m)/歩数 ×2＝ (m)ストライド長
- 歩数 ×60/検査時間 (秒)＝ (歩/分)ケーデンス

治療後の検査結果	年 月 日			
検査距離 (m)	検査時間 (秒)	歩数 歩		

- 検査距離 (m)/検査時間 (秒)/60＝ (m/分)歩行速度
- 検査距離 (m)/歩数 ×2＝ (m)ストライド長
- 歩数 ×60/検査時間 (秒)＝ (歩/分)ケーデンス

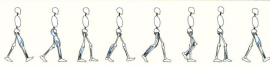

	荷重の受け継ぎ	単脚支持	遊脚肢の前方への動き
	初期の安定性 動作の流れの維持 衝撃吸収	安定性 前方への動きの維持	足の離床 歩幅の獲得

歩行周期	0%	0～12%	12～31%	31～50%	50～62%	62～75%	75～87%	87～100%
観察肢	IC	LR	MSt	TSt	PSw	ISw	MSw	TSw
反対側	PSw	PSw	ISw/MSw	TSw	IC/LR	MSt	MSt	TSt
体幹	直立							
骨盤	5°前方回旋	5°前方回旋	0°	5°後方回旋	5°後方回旋	5°後方回旋	0°	5°前方回旋
垂線に対する大腿の角度（股関節）	20°屈曲	20°屈曲	0°	20°見かけ上過伸展	10°見かけ上過伸展	15°屈曲	25°屈曲	20°屈曲
膝関節	5°屈曲	15°屈曲	5°屈曲	5°屈曲	40°屈曲	60°屈曲	25°屈曲	5°屈曲
足関節	0°	5°底屈	5°背屈	10°背屈	15°底屈	5°底屈	0°	0°
指（MTP関節）	25°までの伸展	0°	0°	30°伸展	60°伸展	0°	0°	25°までの伸展

歩行中の関節の肢位（RLANRCによる歩行分析結果を部分的に修正）

(Götz-Neuman K:Gehen verstehen Ganganalyse in der Physiotherapie. Stuttgart: Georg Thiem Verlag;2003. 月城慶一ほか訳：観察による歩行分析．医学書院；2005. p.172-175.)

MEMO

JUMP 実践で使えるスキルを身につけよう

1 パーキンソン病患者の歩行の特徴

立位時の姿勢

常に体幹が前傾しており，そのため頸は代償的に後屈(あるいは前彎増大)し，股関節・膝関節ともに屈曲位をとっている(図17 a)．

歩行開始時

すくみ足(歩こうと思っても床に足の裏が張り付いてしまう)があるため，一歩が出にくい．遊脚側の足底・足先で床面を押すような運動がみられるが，下肢の振り上げは少ない．また支持脚への体重移動が少ないため，歩き始めても歩幅が狭く，小刻み歩行となり，腕の振りも少ない(図17 b)．

歩行中

股関節は，立脚終期においても伸展がみられず，軽度屈曲位のままである．膝関節は，立脚期，遊脚期を通じて屈曲・伸展の動きが少ない．足関節は，荷重応答期の底屈がみられず，また遊脚期も背屈したままになっている．
歩行周期を通じて，骨盤や上部体幹の回旋はほとんどみられない．歩行が加速してくるとスピードを制御することができなくなり，また方向転換が困難である．狭い場所への接近や目標物への接近で，すくみ足が出現する(図17 c)．

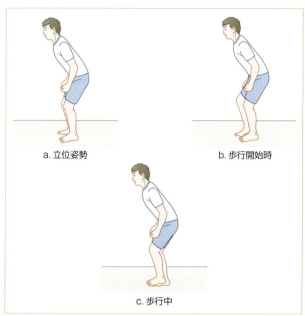

a. 立位姿勢
b. 歩行開始時
c. 歩行中

図17 パーキンソン病患者の歩行の特徴

パーキンソン病患者の歩行練習では，床に等間隔の白線を引くといった視覚的手がかり，メトロノームでリズムをとるといった聴覚的手がかりなど，外的手がかりを利用すると歩幅が延長しやすい．

2 運動失調のある患者の歩行の特徴

運動失調とは，協調性が障害された状態であり，運動の円滑さが問題となる．運動失調には，①小脳性運動失調，②脊髄性運動失調，③前庭迷路性運動失調，④大脳性運動失調などがあり，それぞれ問題が異なるため，歩行にも特徴がある．

小脳性運動失調

よろめき歩行，酩酊歩行とよばれる，身体動揺が大きく，歩隔を広くした不安定で遅い歩行が特徴である．
立位姿勢は，股関節外転，外旋によって両脚を開いて支持基底面を広くとり，安定性を確保している．
歩行時には，さらに安定性を高めるため，股関節外転・外旋により両脚を広げる．ロンベルグ徴候は陰性*．

*ロンベルグ試験：足をそろえて眼を閉じて直立したときに，体が揺れたらロンベルグ徴候陽性と判断される．脊髄後索の障害の有無を評価するための神経学的試験．

脊髄性運動失調

位置覚，運動覚など固有感覚が障害されるため，歩行時には視覚による代償が認められる．踵打ち歩行が特徴であり，遊脚期に足を高く上げ，踵接地に続いて足底を地面に叩きつけるようにして立脚期へ移行する歩行である．ロンベルグ徴候は陽性．

前庭迷路性運動失調

平衡機能に関係する頭位の変化や加速度を感知する前庭迷路が障害されることで，起立と歩行時が不安定となる．起立時の歩隔が広く，閉眼させると転倒する．
歩行は千鳥足で，左右の脚が交差しながら前に出るのが特徴である．ロンベルグ徴候は陽性．

大脳性運動失調

脳腫瘍などにより起こる前頭葉性運動失調が多いが，小脳性運動失調と似ている．

運動失調患者は原因によって歩行の特徴が異なる．

3 大腿四頭筋麻痺(筋力低下)のある患者の歩行の特徴

大腿四頭筋の麻痺,あるいは筋力低下が著明な場合,立脚期に体幹を前屈し,大腿部全面に手掌をついて膝を伸展位に保持しようとする.また,膝に手をつかない場合には,膝関節を反張(過伸展位)させて骨性のロッキングをし,膝折れを防ぐようにする.
一方,遊脚期は,ミッドスイングからターミナルスイングにかけて下腿部分のスイング速度をコントロールできないため,下腿を振り子のように振り出している(図18).

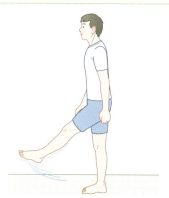

左下肢の遊脚期において,下腿部の振り出しにブレーキがかけられないため,勢いよく振り出される

図18 大腿四頭筋麻痺(筋力低下)のある患者の歩行の特徴

> 大腿四頭筋麻痺の患者を膝関節過伸展位で歩かせ続けると,膝に痛みが生じる可能性がある.

4 前脛骨筋麻痺のある患者の歩行の特徴

前脛骨筋が麻痺すると，足の背屈が困難となり，スイング時に足先と床面とのクリアランスが確保できずに引っかかるため，それを防ぐために遊脚期に膝を高く上げるのが特徴である（鶏歩）．また，遊脚期には下垂足となっているため，次の立脚期におけるイニシャルコンタクトでは，踵から接地することが困難である（図19）．

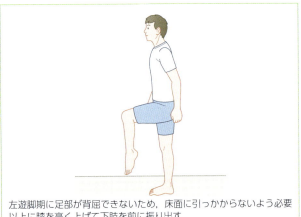

左遊脚期に足部が背屈できないため，床面に引っかからないよう必要以上に膝を高く上げて下肢を前に振り出す

図19 前脛骨筋麻痺のある患者の歩行の特徴

前脛骨筋麻痺の患者には，短下肢装具（AFO）などを考慮する．

5 疼痛性跛行の特徴

疼痛性跛行は，痛みがある場合に起こる，痛みを避けるような歩行であり，逃避性歩行ともいわれる．

基本的には，下肢をゆっくり接地し，体重が負荷される立脚期の時間が短くなる．痛みの出現時によって歩行の仕方に特徴が認められる(**表12**)．

表12　痛みの出現時による歩行の特徴

- **立脚期に痛みを生じる場合**：体重を痛みのない側に傾け，ゆっくり接地し，立脚期が短縮する．
- **遊脚期に痛みを生じる場合**：遊脚期の時間が延長する．

疼痛性跛行に対しては，痛みの原因を明らかにして，それに対する治療を優先する．

6 立ち上がりの介助(重心移動)をする際のポイント

立ち上がりが困難となる原因として，身体の重心を前方へ加速できないために，殿部が床面から離れた瞬間に身体が後方に回転してしまうことがあげられる．
そのため，立ち上がりを介助する場合のポイントは，①身体重心の前方への誘導，②骨盤の前傾を誘導，③両脚への体重負荷の誘導，④殿部を離床させて立位へ誘導，といえる(**図20**)．

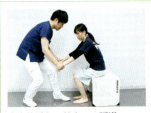
①身体重心の前方への誘導

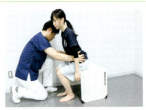
②骨盤の前傾を誘導

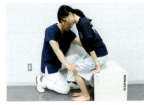
③両脚への体重負荷の誘導

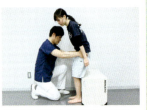
④殿部を離床させて立位へ誘導

図20 立ち上がりの介助のポイント

ヒトが立ち上がる際の重心移動の軌跡を理解していれば，立ち上がりの誘導は容易である！

7 歩行練習の際の重心の誘導

ヒトは歩行中に上下に約2.5cm，左右に約4.5cm動いている．したがって歩行練習に際の誘導では，これらを考慮して行う必要がある．歩行介助において上肢介助，骨盤介助などの軽度の介助であれば，患者の下肢が振り出しやすいように，歩行周期に合わせて重心の左右への移動を促すように誘導する(図21)．

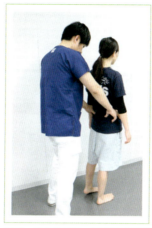

図21　重心の左右への移動を促す誘導

歩行を上手に誘導できれば患者は歩きやすくなる．

魂の一言! 歩行において歩容の評価は大切だが，患者にとって重要なのは歩行の実用性である！

INDEX

あ

アイスパック	157
アキレス腱反射	162
足の振り出し	231
アシュワース尺度	177,180
アシュワース尺度（変法）	177,180
圧痛	135
圧痛閾値検査	123,138
圧痛計	123
圧痛点	132,134
アライメント	131,218,214,222
安静呼吸	33,48
安静時筋緊張検査	174
イェンドラシック法	171
医学的情報	6
意識障害	149,155
意識状態	7
移乗	228
異常姿勢	217
位置覚	151
一次痛	116,136
一般的情報	6
移動軸	77,82
医療面接（問診）	6
咽頭反射	165
内がえし	69,78
内田-クレペリン検査	127
うつ熱	25
うつ病スケール	126,128,138
運動覚	150
運動検査	116,132
運動失調	244
運動麻痺	235
衛生状態	7
栄養状態	7,38,52
腋窩温	24
腋窩動脈	24
円凹背	217
炎症	53
エンドフィール	132
円背	57,217
起き上がり	222,223
オシロメトリック法	19
オッペンハイム反射	171,172
オリーブ橋小脳萎縮症	187
音叉	152
温度覚	149
温熱療法	157

か

回外	78
回換気量	22
回旋	69,91,222
外旋	69
回転	220
外転	69
回内	78
解離性大動脈瘤	29
カウプ指数	39
下顎呼吸	22
下顎反射	162
拡張期血圧	18,31,32
角度計	81,92
角膜反射	165
かくれ肥満	39
過呼吸	22
下肢実用長	46
下肢長	45
片足立ち	230
下腿断端長	46
下腿長	44,45
片麻痺	170,171,191,192,219,221
可動域	68,81,84,86,221

カフ圧	31
がん	140
簡易型マクギル疼痛質問表	120
感覚検査	146,155
環境的情報	6
関節可動域	3,76,77,80,93,170,180
関節拘縮	45
関節腫脹	52
関節水腫	52,135
関節痛	70,77
関節包パターン	77
感染症	35
感染対策	149
間代	168
寒冷療法	157
関連痛	122
起座呼吸	22
義肢	46
義足	54
気道狭窄	23
機能障害	8
基本軸	77,82
基本的ADL	194
奇脈	17
脚長差	63,64
キャリパー	41,57,60
吸引反射	166,167
急性痛	116,136
胸囲	48
胸郭拡張差	48,65
共感	10
胸式呼吸	48
棘果長	43,45
局在性平衡反応	188
虚血性心疾患	31
挙睾筋反射	165
距離法	92
起立性低血圧	26
筋萎縮	52,113,131,160
筋萎縮性側索硬化症	104
筋活動	214,216,218
筋緊張	93,163,174,177,180,187,189,190,191,192,220
筋緊張検査	174,177
筋硬結	135
筋固縮	187
緊張性頸反射	161,188
緊張性迷路反射	188
筋力増強運動	104,111
筋力テスト	3
筋力トレーニング	170
くしゃみ反射	165
クスマウル呼吸	23
口すぼめ呼吸	22
口尖らし反射	167
クローヌス	168
頸肩腕症候群	17
痙縮	177
頸髄損傷	221
痙性麻痺	191
傾聴	vii,7,10
血圧	14,18,115,136
血圧計	18
血液透析	30
血行障害	17
血栓性静脈炎	30
結帯動作	86
結髪動作	86
ケトレー法	39
健康関連QOL	129
減呼吸	22
原始反射	166,191
口腔温	24
後脛骨動脈	14
高血圧	18,39
交互脈	17
高脂血症	39

拘縮	42,104,114
甲状腺機能亢進症	39
高体温	25
抗抵抗自動運動検査	111
ゴードン反射	172
高尿酸血症	39
硬脈	28
肛門反射	165
呼吸	14,22,136
呼吸器疾患特異的ADL評価表	200
呼吸困難	22
呼吸状態	22
呼吸数	22,34
呼吸性不整脈	15
呼吸パターン	34
呼吸量減少	22
固縮	177
骨指標	44,61
骨折	45
骨粗鬆症	108
固定	97,114
股レベル	46
コロトコフ音	19,31
コロトコフ法	19
ゴンダ反射	172
コンパス	153
コンプレッション値	67

さ

最高血圧	28
最小下腿	51
最小前腕	51
最大下腿	51
最大前腕	51
最大前腕周径	52
詐病	115
参考可動域	70,85
酸素飽和度	34
シェファー反射	172

弛緩	177
弛緩性麻痺	191
指極長	37,56
軸心	77,82
支持基底面	218,231
四肢周径	50,66
四肢長	42,61
指床間距離	92
矢状面	69,80,215,217,218,231,232
視診	116,131,174,176
姿勢	215
姿勢反射	188,191
姿勢保持時間	214,216,218
膝蓋クローヌス	168
膝蓋腱反射	162
膝窩動脈	14
膝関節	82,90
疾患特異的ADL	194,200
失調症	182
質問紙法	127
実用長	46
しているADL	210
シトランスキー反射	172
しびれ	154,157
指腹手掌間距離	92
脂肪	65
脂肪肝	39
ジャックナイフ現象	189
尺骨動脈	14
収縮期血圧	18,27,28,31,32
重症筋無力症	104
重症度	29
重心	224,226,248
重心動揺	214
手掌頤反射	167
手段的ADL	194,198
手長	43
術後痛の評価スケール	124

受容	10
腫瘤	135
循環器疾患特異的ADL評価表	200
上下動	214,233
上肢実用長	46
上肢長	43,45
小脳疾患	187
小脳性運動失調	244
小脈	17
上腕三頭筋反射	162
上腕断端長	46
上腕長	43,45
上腕動脈	19,20,21
上腕二頭筋反射	162
職業的情報	6
触診	19,32,61,62,116, 132,134,174,176
褥瘡	146
徐呼吸	22
除脂肪体重	59
触覚	153
触覚障害	147
ショック	34
ショック指数	29
尻上がり現象	90
心因性疼痛	116
侵害受容性（慢性）疼痛	116
人格検査	126
神経障害性疼痛	116
神経ブロック	139
人工膝関節置換術	157
進行性核上性麻痺	187
心室期外収縮	15
身体障害者診断書	47
人体図	122
伸展	69
振動覚	152
心肺機能	48
深部感覚	159
深部（腱）反射	160,161,168
深部静脈血栓症	53
心房細動	15
心理的要因	126
水銀血圧計	18,20
水銀体温計	24
錐体路障害	164,166,173
水平面	69
すくみ足	242
生活習慣病	39
正常域血圧	18
精神作業検査法	127
精神状態	7
脊髄疾患	182
脊髄性運動失調	244
脊髄損傷	104,155,158
絶対性不整脈	15
前額面	69,215,217,218,231,232
前脛骨動脈	14
前庭迷路性運動失調	244
前腕断端長	46
前腕長	43,45
総頚動脈	14
層別診断	134
足関節	88
足長	44
足底反射	165
足背動脈	14
側彎	217,219
ソケット	46,54
外がえし	69,78

た

体温	14,24,136
体格指数	58
体脂肪率	40
代償運動	77,91,93,96,114
代償動作	131
体節性平衡反応	188

大腿	51
大腿断端長	46
大腿長	44,45
大腿動脈	14
大動脈症候群	16
大動脈瘤	16
大脳性運動失調	244
大脈	17
多呼吸	22
多シナプス反射	164
立ち上がり	224,226,248
立ち直り反射	188
他動的筋緊張検査	178
多発性末梢神経障害	163
丹治指数	39
胆石症	39
断端周径	54,67
断端長	46
チアノーゼ	22
チェーン・ストークス呼吸	23
チャドック反射	167,172
肘関節	83,87
中枢神経疾患	104,160
長下肢装具	192
聴診	16,21
聴診間隙	31
聴診法	19,32
重複歩距離	233,234
直腸温	24
治療計画	vi,2,3
陳旧性胸膜炎	23
痛覚	148
痛風	39
ツング自己評価式	128
低温熱傷	157
抵抗	97,109,110,112
ディスクリミネーター	153
できるADL	210
デルマトーム	155,158
転子果長	44,45
電子血圧計	18
電子体温計	24
転倒	227
電流知覚閾値検査	123
投影法	127
橈骨動脈	14,19,28
動作	220
動作時筋緊張検査	182
ドゥシャンヌ徴候	232
動静脈瘻	30
透析	54
疼痛	99,104,108,150
疼痛性跛行	247
糖尿病	39
洞不整脈	15
動脈炎症候群	29
動脈硬化	30,31
特異的ADL評価	208
トップダウン	vii,viii,8,91,106
努力呼吸	22
トレムナー反射	167,173
トレンデレンブルグ徴候	232

な

内旋	69
内転	69
内転筋反射	162
長崎大学呼吸器日常生活活動評価表	200
軟脈	28
二次痛	116,136
日常生活活動	194
——の制限	7
日常生活動作	113,192,211
乳がん	30
ニューロメーター	123
認知症	115,155
寝返り	221

熱傷	146,157
脳血管障害	155,182
脳性麻痺	170,182
脳卒中	31,157,192,219,221

は

パーキンソン病	182,187,190,242
把握反射	166,167
バーセルインデックス	194,196,211,212
敗血症	35
廃用症候群	160
歯車様現象	189
ばち状指	22
発育状態	38
発熱	25
バビンスキーの股屈現象	222
バビンスキー反射	167,171,172
バランス	214,216
バランス機能	159
バランス能力	231
バランス反応	218
汎在性平衡反応	188
反射増強法	171
ハンドヘルドダイナモメーター	112
ハンマー	161,166
ビオー呼吸	23
膝折れ	192
膝高	57
肘屈曲位上腕	51
皮脂厚	40,52,60
肘伸展位上腕	51
ヒステリー	115
被動試験	174
腓腹筋	88
皮膚書字覚	153
皮膚分節	155
肥満	59

表在感覚	147
表在反射	160,164
病的反射	160,166,173
鼻翼呼吸	22
ヒラメ筋	88
頻呼吸	22,33
腹囲	49,65
複合運動	69
腹壁反射	165
浮腫	52,53,54
部分荷重歩行	38
踏み直り反射	188
ブルンストロームステージ	170,183
ブレイクテスト	111
ブローカ法	39
文章完成テスト	127
分廻し歩行	214
平衡反応	188,191
平行棒内起立練習	26
閉塞性動脈硬化症	16
閉塞性病変	17
平背	217
ベックうつ評価尺度	128
変形	45
変形性膝関節症	3,138,157
変形性膝関節症機能評価表	138
包括的評価	212
放散痛	132
歩隔	214,233,234
歩行	vii,231,249
歩行周期	233
歩行速度	214,233,234,235
歩行様式	214
歩行率	233,234
ホットパック	157
ボトムアップ	8
歩幅	214,233,234
ホフマン反射	167,173

歩容 131

ま

マッサージ 170
末梢神経障害 155,160
末梢神経麻痺 104
麻痺 150,245,246
マリー・フォア反射 167
マルチン式人体測定器 56
マンシェット 19,20
慢性痛 116,136,139
慢性痛患者の一般的行動評価のための質問紙 124
ミオパチー 187
脈圧 17,31
脈拍 14,28,115,135,136
脈拍欠損 15
メイクテスト 111
メタボリックシンドローム ... 49
　──の診断基準 49
めまい 154
問診 vii,7,8,10,116,130

や

腰椎側彎 63
抑うつ尺度 128
抑止テスト 111

ら

ランドマーク 44,61,62
リスクマネジメント vii,27
立位姿勢 231
立体感覚 152
リンパ浮腫 30
連合反応 220
老研式活動能力指標 198,199
ロールシャッハテスト 127
ローレル指数 39
ロンベルグ徴候 159,244

わ

腕橈骨筋反射 162

数字・欧文

2点識別覚 153
2点識別距離 153
Abbey 144
abbey pain scale 144
ADL　vi,8,86,106,192,194,227
　──検査 210
　──評価 208
AFO 246
ankle rocker 233
BBS 227,228
behavioral pain scale 124
behavioral response to pain 124
Berg Balance Scale ... 227,228
BMI 39,58,59,65
BPS 124
BRTP 124
CCS（カナダ心臓血管協会）
　重症度分類 208
CES-D 128
checklist of nonverbal pain
　Indicators 144
CNPI 144
COPD 65,200
CPT 123
Current Perception
　Threshold 123
DASI 207
Doloplus 2 144
Duke Activity Status Index ... 207
Ely test 90
end-feel 77,132
face rating scale 118
FAI 198
FFD 92

FIM	194,195,211,212
forefoot rocker	233
FPD	92
FRS	118,119
general static reaction	188
Hand held Dynamometer	112
heel rocker	233
HHD	112
Knee-Height法による体重予測式	59
local static reaction	188
Mini-Mental State Examination	143
MMPI	127
MMSE	143
MMT	94,104,109,113,115
MRI	158
Nagasaki University Respiratory Activities of Daily Living Questionnaire	200
narrative-based medicine	11
NBM	11
neurodevelopmental approach	170
neurophysiological approach	170
non-communicative patient's pain assessment instrument	144
NOPPAIN	144
NRADL	200
NRS	118,119,138
numeric rating scale	118
O.G.I.Gの歩行分析シート	236
P-ADL	202
PHPS	124
PMADL-8	208
PNF	170
postural reflex	188
Prince Henry pain scale	124
proprioceptive neuromuscular facilitation	170
Pusher現象	216
QOL評価	129
Range of Motion	68
rocker function	233
ROM	95
Romberg徴候	216
ROM-T	68
SAS質問表	206
segmental static reaction	188
SF-MPQ	120
SLR	89
Specific Activity Scale	206
STAI	128
static reaction	188
step length	233
step width	233
stride length	233
TAT	127
Thomas test	90
TKA	157
tonic labyrinthine reflex	188
tonic neck reflex	188
VAS	118,119,138,143,148
visual analog scale	118
Y-G検査	127

中山書店の出版物に関する情報は，小社サポートページを御覧ください．
https://www.nakayamashoten.jp/support.html

リハビリテーション・ポケットナビ
今日からなれる！
評価の達人

2015年5月1日　初版第1刷発行Ⓒ
2022年9月10日　　　第2刷発行

編　著　玉木　彰　高橋仁美
発行者　平田　直
発行所　株式会社 中山書店
　　　　〒112-0006　東京都文京区小日向4-2-6
　　　　電話　03-3813-1100　（代表）
　　　　振替　00130-5-196565
http://www.nakayamashoten.jp/

DTP・印刷・製本　株式会社 公栄社

Published by Nakayama Shoten Co., Ltd. Printed in Japan
ISBN 978-4-521-74153-6

・本書の複製権・上映権・譲渡権・公衆送信権（送信可能化権を含む）
　は株式会社中山書店が保有します．

JCOPY 〈出版者著作権管理機構委託出版物〉
本書の無断複製は著作権法上での例外を除き禁じられています．複製される場合は，そのつど事前に，出版者著作権管理機構（電話 03-5244-5088，FAX03-5244-5089，e-mail：info@jcopy.or.jp）の許諾を得てください．

本書をスキャン・デジタルデータ化するなどの複製を無許諾で行う行為は，著作権法上での限られた例外（「私的使用のための複製」など）を除き著作権法違反となります．なお，大学・病院・企業などにおいて，内部的に業務上使用する目的で上記の行為を行うことは，私的使用には該当せず違法です．また私的使用のためであっても，代行業者等の第三者に依頼して使用する本人以外の者が上記の行為を行うことは違法です．